Paramhans Swami Maheshwarananda

Ein gesundes Herz

durch „Yoga im täglichen Leben“

Dieses Buch ist meinen verehrten Meistern
Yogeshwar Sri Devpuriji,
Bhagwan Sri Deep Narayan Mahaprabhuji
und Seiner Heiligkeit Paramhans Swami Madhavanandaji
sowie allen Yogafreunden
gewidmet.

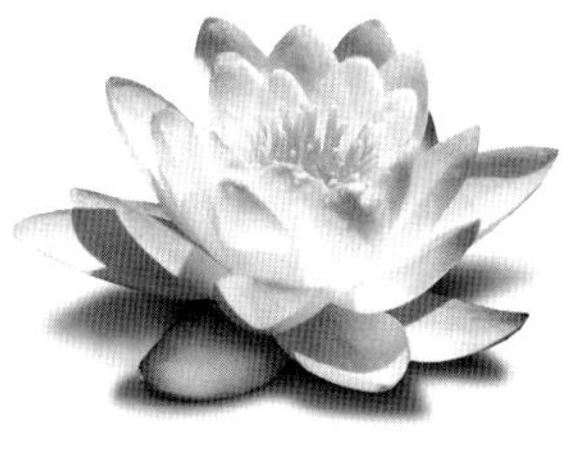

Paramhans Swami
Maheshwarananda

Paramhans Swami Maheshwarananda

Ein gesundes Herz

durch „Yoga im täglichen Leben“

Ibera Verlag
European University Press
Vienna

Autor und Verlag danken Harriet Bucher,
diplomierte Physiotherapeutin, für die fachliche Bearbeitung.

Die Deutsche Bibliothek - CIP-Einheitsaufnahme
Paramhans Swami Maheshwarananda:
Ein gesundes Herz durch „Yoga im täglichen Leben" /
Paramhans Swami Maheshwarananda - Wien :
IberaVerlag, 2004
ISBN 3-85052-155-9

Umschlagbild: Petar Ristic, Koper, Slowenien
Fotos: Swami Chidanand, Novi Sad, Serbien
Bildbearbeitung: Boris Bonev (Bhaktanand), Wien
Zeichnungen: Alena Kaftanova
Herstellung: Obersteirische Druckerei, Leoben

ISBN 3-85052-155-9

www.ibera.at

Inhalt

Vorwort

Die durchschnittliche Lebenserwartung der westlichen Menschen nimmt zu, das bedeutet auch, dass der Anteil der Jugendlichen an der Gesamtbevölkerung abnimmt.

Was aber nützt ein langes Leben, wenn dessen Qualität vorrangig durch Leiden geprägt ist?! Eine gesunde körperliche und geistige Verfassung ist die Voraussetzung, um auch im hohen Alter das Leben genießen zu können.

Mit steigendem Lebensalter nimmt die Neigung zu *arteriosklerotischen* Veränderungen und den damit verbundenen Erkrankungen zu. So sind Herz-Kreislauf-Erkrankungen zu einem großen Gesundheitsproblem geworden. Sie stellen den häufigsten Grund für Spitalszuweisungen dar und zählen zu den führenden Todesursachen in den industrialisierten Ländern. Die zunehmende Verbreitung derartiger Erkrankungen, ihre Gefährlichkeit und nicht zuletzt die dadurch für das Gesundheitssystem anfallenden Kosten verlangen mit Nachdruck danach, aktive Vorsorgemaßnahmen zu treffen.

An der Wiener Universitätsklinik, an der ich als Herzchirurgin arbeite, werden täglich zumindest vier Patienten am Herzen operiert. Wenige davon haben isolierte Klappenerkrankungen. Zwei Drittel der Patienten kommen mit hochgradigen Veränderungen der *Koronargefäße*. Man muss sich diese Arterien als dehnbare Rohre vorstellen, in denen jetzt eine steife, kalkige Schicht eingelagert ist, die den Durchmesser des Gefäßes einengt. Die Blutzufuhr ist eingeschränkt, und bei körperlicher Belastung, bei der jeder Muskel, so auch das Herz, mehr Sauerstoff braucht, kann sich das versteifte Rohr nicht mehr dehnen, um die erforderliche erhöhte Blutmenge liefern zu können. Das Herz wird minder durchblutet, und die für das Herz notwendige Sauerstoffzufuhr bleibt aus – der Patient verspürt das klassische Brennen in der Brust, das auch in den Arm ausstrahlen kann. Es droht der Herzinfarkt. Nicht immer muss dieser tödlich enden; manche Infarkte laufen auch still ab. Aber nichts zu spüren bedeutet nicht unbedingt, gesund zu sein.

Bei jedem Infarkt sterben Muskelzellen ab, und somit wird die Pumpfunktion des Herzens herabgesetzt. Die nächste Stufe nach dem typischen Brennen (*Angina Pectoris*) in der Brust ist Atemnot. Der Patient ist körperlich nicht mehr belastbar. Beim Stiegensteigen z. B. muss er wiederholt stehen bleiben, weil nur mehr in der Ruhe die Sauerstoffversorgung für den Herzmuskel ausreichend ist.

In meinen täglichen Patientengesprächen zur Operationsaufklärung stoße ich nahezu immer auf einen oder mehrere Risikofaktoren im Leben des Kranken.

Bei älteren Menschen spielen Nebenerkrankungen wie Diabetes eine wesentliche Rolle. Aber unser leistungsorientiertes Zeitalter fordert seinen Tribut auch bei jungen Menschen! Stress, fehlende körperliche Betätigung, Bluthochdruck (*Hypertonie*), Rauchen, ungesunde Ernährung führen oft zu hochgradigen Veränderungen der Gefäße.

Leider werden sich die meisten Menschen der Ernsthaftigkeit ihrer Erkrankung erst bewusst, wenn Schmerzen auftreten. Zu diesem Zeitpunkt besteht in der Regel schon eine Gefäßverengung, die meist einen Eingriff notwendig macht. Für Prophylaxe ist es dann zu spät.

Die große Anzahl der betroffenen Patienten sollte uns darüber nachdenken lassen, wie leicht diese Gefäßveränderungen in jedem einzelnen von uns entstehen können. Es ist höchste Zeit, alle Anstrengung zu unternehmen, diese gefährliche Erkrankung einzudämmen. Und es gibt einiges für jeden einzelnen zu tun.

Der erste Schritt ist das Erkennen seiner persönlichen Risikofaktoren. Wesentlich dabei ist das SICH-SELBST-BEWUSST-WERDEN. Ich kenne kein besseres Mittel, in sich hineinzuhorchen, als Yoga-Übungen. Und diese sind für jeden erlernbar. Durch Yoga verschwinden Ängste und werden durch Entspannung und Harmonie ersetzt. Anspannungen lösen sich, und Ruhe kehrt ein.

Durch die Übungen des Systems *Yoga im täglichen Leben* entwickelt sich die Freude am täglichen Erleben des gesunden, trainierten Körpers sowie die innere Stärke, „Nein" zu sagen zu schädlichen Versuchungen.

Denn die *koronare Herzerkrankung* ist ein immer weiter fortschreitender Prozess, dem keine der Möglichkeiten der modernen Medizin Einhalt gebieten kann. Diese Tatsache dem Patienten vor Augen zu führen ist eine wichtige Aufgabe von uns Ärzten. Denn damit rückt die Wertigkeit der so genannten Risiko-„Prophylaxe" in ein ganz anderes Licht. Auch postoperativ ist diese Risiko-„Prophylaxe" noch notwendig: Ihr Ziel ist, dem Fortschreiten des Prozesses vorzubeugen (sog. Sekundärprophylaxe).

Ich empfehle meinen Patienten schon im Gespräch vor der Operation, ihr Leben nach der Operation umzustellen, besonders auf körperliche Bewegung und Entspannung zu achten. Einstellungen sind veränderbar, und eine gesundheitsbewusste Lebenseinstellung ist trainierbar.

Es ist aufregend, sich selbst neu kennenzulernen, und spannend, ein neues Leben zu beginnen.

Dr. med. Natascha Simon-Kupilik
Assistentin an der Universitätsklinik Wien, AKH
Abteilung Herz-Thoraxchirurgie

Einleitung

„Yoga im täglichen Leben“ – ein ganzheitliches Übungssystem für ein gesundes Herz

Herzerkrankungen gehören zu den häufigsten und gefürchtetsten Erkrankungen der modernen Zivilisation. Daher ist es wichtig, sich darüber Gedanken zu machen, wodurch eine gesunde Funktion des Herzens unterstützt werden kann und was das Herz krank macht.

Das Herz ist ein Muskel, der sich im Brustraum befindet und uns durch seine unaufhörliche Pumparbeit am Leben erhält. Wie jeder andere Muskel in unserem Körper braucht auch der Herzmuskel einerseits regelmäßiges Training, um seine Kraft zu erhalten, und andererseits ausreichend Entspannung, um nicht überbelastet zu werden.

Asanas

Das Übungssystem von *Yoga im täglichen Leben* bietet ein sehr wirkungsvolles Programm zur Anregung der Herz-Kreislauf-Tätigkeit an. Die Körperübungen (*Asanas*) fördern die Durchblutung, vertiefen die Atmung, harmonisieren Muskelspannungen und regen den Kreislauf an. Im Gegensatz zu vielen anderen Trainingsprogrammen wird bei Yoga sehr darauf geachtet, dass die Übungen niemals Körper und Geist erschöpfen. *Prana*, die Lebensenergie, wird beim Üben aktiviert und gleichmäßig im Körper verteilt, so dass sich ein angenehmes Gefühl von Erfrischung und körperlichem und geistigem Wohlbefinden einstellt. Die Lebensenergie wird also nicht nach außen gelenkt, sondern im Körper aktiviert und verteilt.

Pranayamas

Durch die Übungen von *Yoga im täglichen Leben* entwickelt sich wieder eine gesunde Atmung, welche die meisten Menschen im Laufe ihres Lebens verlernt haben. Die Art und Weise unserer Atmung hat einen direkten Einfluss auf die Herztätigkeit. Rasche Atmung beschleunigt den Puls, während man durch langsame, tiefe Atmung eine Beruhigung des Herzschlags erreichen kann. Durch *Pranayamas* (spezielle Yoga-Atemtechniken) wird das vegetative Nervensystem sehr günstig beeinflusst. Die Aktivitäten des *sympathischen* und *parasympathischen* Nervensystems werden harmonisiert, wodurch die Herzarbeit und der gesamte physische und psychische Spannungszustand des Menschen ins Gleichgewicht gebracht werden.

Entspannung

Yoga im täglichen Leben lehrt den Übenden die Fähigkeit der Entspannung. Entspannung ist heutzutage zu einer Kunst geworden, die nur wenige Menschen beherrschen und die leider nur von wenigen richtig geschätzt wird. Vielleicht ist das einer der Gründe, weshalb Herzerkrankungen so häufig auftreten. Sich Zeit für Entspannung zu nehmen, wird von vielen als Zeitverschwendung angesehen. Während der Entspannung leistet man scheinbar nichts. Der Leistungsbewusste kann aber sicher sein, dass er durch tägliche Entspannungsübungen gesünder, ausgeglichener und damit auch leistungsfähiger wird.

Ein Übungsprogramm, das Entspannungs-, Atem- und Körperübungen sowie *Pranayama* beinhaltet, ist daher besonders gut geeignet, um das Herz gesund zu erhalten.

Yoga im täglichen Leben bietet dem Übenden aber noch viel mehr als ein gut ausgearbeitetes Übungsprogramm, um die Kondition des Körpers zu verbessern. Die ganzheitliche Sichtweise ist es vor allem, die Yoga einen so großen Stellenwert in der Gesundenvorsorge für das Herz gibt.

Das Herz wird vielfach als bloße Maschine betrachtet, die ununterbrochen die geforderte Leistung zu erbringen hat, ohne „gewartet" zu werden. Meist wird das Herz erst dann bewusst wahrgenommen, wenn es nicht mehr richtig funktioniert. Ist das Herz wirklich nur eine „Pumpe"? Was belastet unser Herz, und wodurch können wir es entspannen?

Diese Überlegungen sind von grundlegender Bedeutung für die Gesunderhaltung des Herzens, weil Herzkrankheiten trotz aller medizinischen Maßnahmen ein schwerwiegendes Problem in unserer Gesellschaft darstellen. Die *koronare Herzkrankheit* wird vielfach nur als eine chemische oder biologische Funktionsstörung betrachtet, dabei wird doch gerade beim Herzen der enge Zusammenhang von Gedanken, Gefühlen und Körper sehr deutlich. Jeder von uns kennt den Zustand des Herzens, wenn wir uns über etwas freuen oder wenn wir an jemanden denken, den wir lieben. Wir schicken „herzliche Grüße", wünschen „von Herzen" alles Gute, „schließen jemanden in unser Herz" und freuen uns „von Herzen". Andererseits „bleibt uns das Herz stehen" vor Schreck, treffen uns harte Worte „wie ein Messer ins Herz", „bricht es uns das Herz", wenn wir einen großen Verlust erleiden. Die Zustände des Herzens sind Gegenstand der Poesie, Kunst und Musik.

Das Erkennen der Einheit von Körper und Geist, Gefühlen und Gedanken ist gerade bei Herzerkrankungen von essentieller Bedeutung. Die innersten Gefühle und die Einstellung zum Leben eines Menschen spielen eine entscheidende Rolle für ein gesundes Herz.

Yoga betrachtet die Herzkrankheit als ein Problem, das mit Körper, Geist, Bewusstsein und Seele verknüpft ist. Daher bietet *Yoga im täglichen Leben* ein ganzheitliches Übungsprogramm an, das von jedem geübt und in das tägliche Leben integriert werden kann. Spirituelles Wissen und Meditation erwecken das Bewusstsein für einen wichtigen Aspekt des Herzens: den Aspekt der Liebe. Das Ziel der Yoga-Übungen ist es, die subtilen und doch starken Beziehungen zwischen Körper und Geist, Gefühlen und Gedanken, Bewusstsein und Seele zu enthüllen und uns dadurch zu einem gesunden Herz und einem erfüllten Leben zu verhelfen.

Die Entscheidung für deine Gesundheit, dein Wohlbefinden, für ein freies, glückliches Leben liegt in deinen Händen. Mit regelmäßiger Übung und fester Entschlossenheit ist dir der Erfolg sicher.

Ich wünsche allen Yogaübenden und jenen, die den Yogaweg beginnen, Glück, Erfolg, Gesundheit, Harmonie, Freude im Leben und Gottes Segen.

Paramhans Swami Maheshwarananda
Mahamandaleshwar

Das Herz-Kreislauf-System

Das Herz

Das Herz liegt hinter dem Brustbein, zu zwei Dritteln ragt es in die linke und zu einem Drittel in die rechte Brustkorbhälfte hinein. Es besteht hauptsächlich aus dem Herzmuskel *(Myokard)*, der innen hohl ist und die ungefähre Größe einer Faust hat.

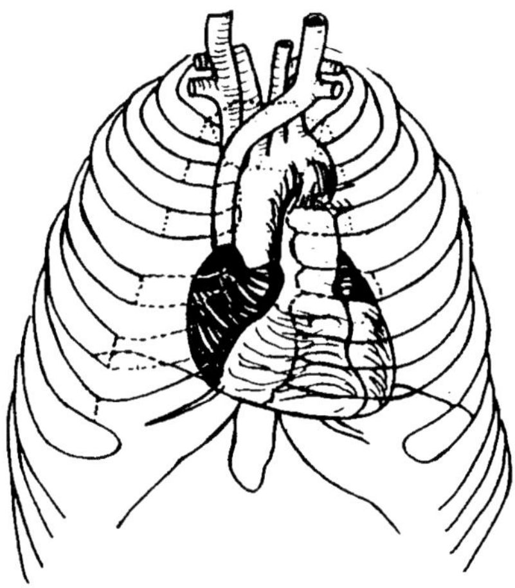

Abb. 1 – Das Herz

Herzleistung

Das Herz wiegt zirka 300 Gramm und es schlägt zirka 100.000 Mal pro Tag. Es arbeitet wie eine Pumpe, um das Blut und damit alle für die Versorgung der Körperzellen nötigen Stoffe im ganzen Körper zirkulieren zu lassen. Mit jedem Herzschlag zieht sich der Herzmuskel zusammen und pumpt dabei das Blut vom Herzen in die Blutgefäße. Im Verlauf eines Tages pumpt das Herz zwischen 6000 und 8000 Liter Blut durch den Körper. Durch eine Scheidewand wird das Herz in zwei Hälften unterteilt. Jede dieser Hälften setzt sich aus einer *Herzkammer (Ventrikel)* und einem *Vorhof (Atrium)* zusammen, die jeweils durch *Herzklappen* voneinander getrennt sind. Die *Herzklappen* sorgen dafür, dass das Blut immer nur in eine Richtung fließt, und verschließen die *Herzkammern* je nach Bedarf.

Herzkammer
Vorhof
Herzklappen

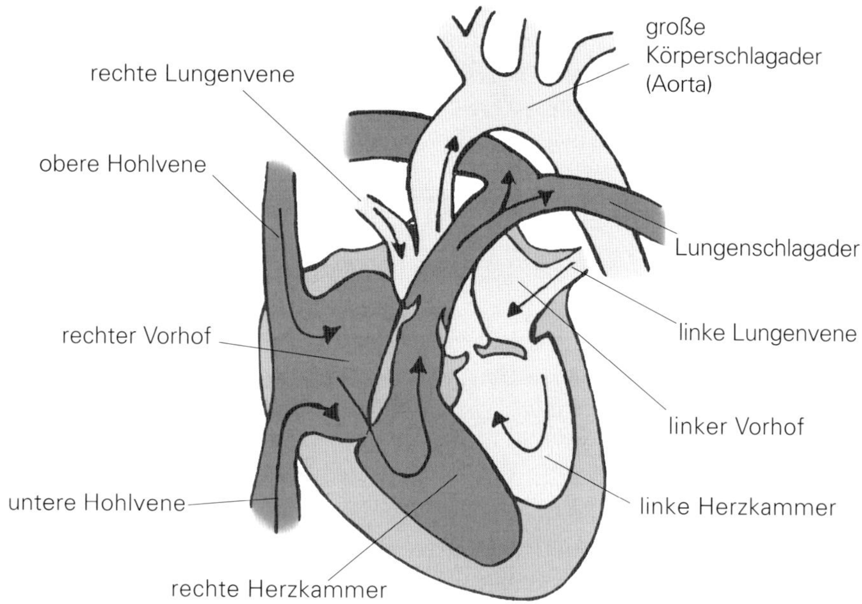

Abb. 2 – Das Herz von innen

Herzmuskel Außen ist der Herzmuskel vom *Herzbeutel* umgeben. Dieser verhindert, dass sich der Herzmuskel an seinen Nachbarorganen, den Lungen und dem Zwerchfell, reibt.

Systole

Diastole

Das Herz arbeitet wie eine Druck-Saug-Pumpe, die durch das Zusammenziehen *(Systole)* des Herzmuskels das Blut aus den *Herzkammern* hinausdrückt und beim Erschlaffen *(Diastole)* Blut aus den *Vorhöfen* ansaugt.

Von der linken Herzhälfte wird sauerstoffreiches Blut in den Körper gepumpt, um den Sauerstoff in jede einzelne Körperzelle zu transportieren.

Von der rechten Seite wird das Blut in die Lungen gepumpt, wo es mit Sauerstoff angereichert wird.

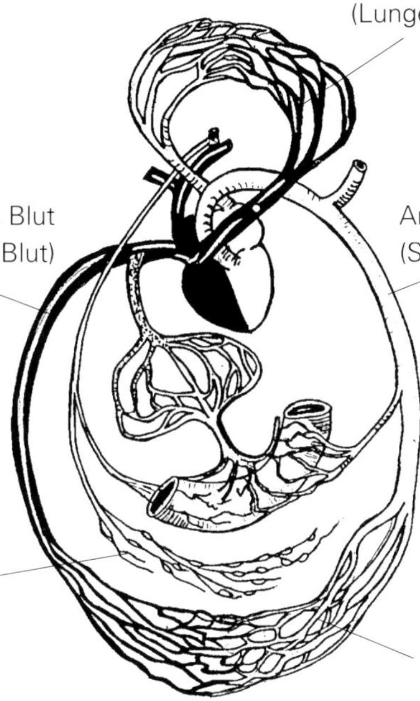

Abb. 3 – Das Herz-Kreislauf-System

Der Sinusknoten

Damit das Herz regelmäßig schlägt, gibt es im Bereich des rechten Vorhofes ein Steuerzentrum, den so genannten *Sinusknoten*, wo ein elektrischer Impuls entsteht. Von hier zieht der Impuls für den Herzschlag über Reizleitungsbahnen in die *Herzkammer*, die darauf mit einer Kontraktion (Zusammenziehen) reagiert. Durch das Zusammenziehen der Muskelfasern wird der Inhalt der *Herzkammern* zusammen gedrückt, die *Herzklappen* öffnen sich und pumpen so das Blut aus der *Herzkammer* heraus. Die Ausbreitung der Erregung im Herzen kann man durch das *EKG (Elektro-kardiogramm)* sichtbar machen.

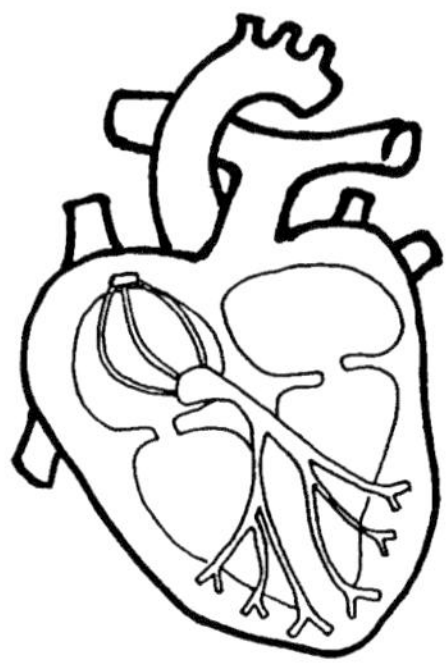

Abb. 4 – Der Sinusknoten

Das vegetative Nervensystem

Die Anpassung der Geschwindigkeit des Herzschlags an unsere Aktivitäten wird durch das vegetative Nervensystem gesteuert. Das vegetative Nervensystem hält die Körpertemperatur, den Blutdruck, den Hormonhaushalt und andere Körperfunktionen im Gleichgewicht und passt ihre Aktivität dem jeweiligen Bedarf an. Dieses Nervensystem ist willentlich nur mit viel Übung zu beeinflussen. Es besteht aus dem *sympathischen* und dem *parasympathischen* Nervensystem. Ersteres lässt das Herz schneller schlagen, wie es zum Beispiel bei Aufregung der Fall ist, letzteres bewirkt einen langsamen Herzschlag, der sich bei Entspannung einstellt.

Die Herzkranzgefäße

Um das Herz legen sich gleich einem Kranz die so genannten *Herzkranzgefäße* oder *Koronararterien*. Diese sind für das Herz lebensnotwendig, weil sie dem Herzmuskel Sauerstoff und Nährstoffe zuführen, damit er seine Arbeit leisten kann. Die großen *Koronararterien* verzweigen sich in kleinere Blutgefäße, die Blut in jeden Teil des Herzens befördern. Sind die *Koronararterien* verengt, kommt es zur *koronaren Herzkrankheit.*

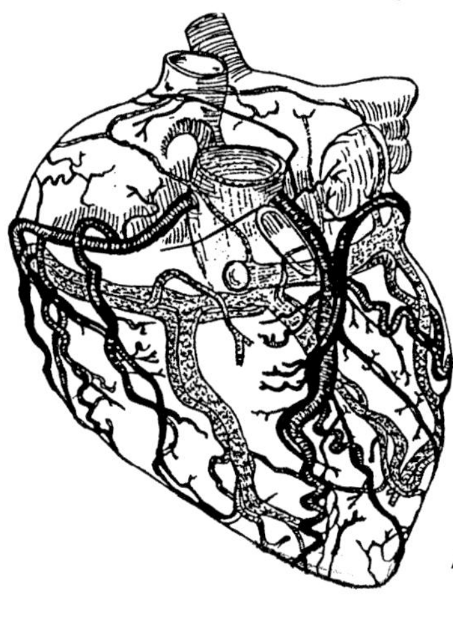

Abb. 5 – Die Herzkranzgefäße

Das Blut

Versorgung von Organen und Gewebe

Alle unsere Organe und das Gewebe müssen ständig mit Sauerstoff und Nahrung versorgt werden. Deshalb ist unser Körper mit einem dichten Netz von Blutgefäßen durchzogen, in denen das Blut sowohl als Transportmittel für Sauerstoff und Nährstoffe, als auch für die Abbauprodukte der Energieversorgung zirkuliert. Das Herz und die Blutgefäße sind dafür verantwortlich, dass die notwendige Menge an Blut unaufhörlich durch die Adern strömt.

Durch den Körper eines Erwachsenen zirkulieren ständig fünf bis sechs Liter Blut, um den Körper mit Sauerstoff, Nährstoffen (Kohlehydrate, Fette, Eiweiße, Mineralien), Vitaminen, Hormonen und Enzymen zu versorgen beziehungsweise Kohlendioxid und Schlacken abzuführen.

Das Blut braucht für einen Umlauf durch den Körper zirka eine Minute und das Herz pumpt pro Tag durchschnittlich 7000 Liter Blut. Das Blut besteht fast zur Hälfte aus festen Bestandteilen, den *Blutzellen*; den anderen Teil bildet eine eiweißreiche Flüssigkeit, das *Blutplasma*.

Die Blutzellen

Zirka 5 Millionen rote Blutkörperchen *(Erythrozyten)*, zwischen 4.000 bis 10.000 weiße Blutkörperchen und 150.000 bis 400.000 Blutplättchen *(Thrombozyten)* sind in einem Kubikmillimeter Blut enthalten.

Die roten Blutkörperchen

Die roten Blutkörperchen sind winzige Scheiben, die sich so verformen können, dass sie alle Blutgefäße passieren können. Sie liefern den Sauerstoff und transportieren das Kohlendioxid ab. Das *Hämoglobin*, ein Bestandteil der roten Blutkörperchen, ist ein eisenhaltiger Stoff, der dem Blut die rote Farbe verleiht und für den Transport des Sauerstoffs verantwortlich ist.

Die weißen Blutkörperchen

Die weißen Blutkörperchen findet man im Blut und im Bindegewebe. Sie sind für die Abwehr von Keimen und anderen Fremdkörpern verantwortlich.

Die Zahl der im Blut zirkulierenden *Blutzellen* ist nicht immer gleich. Beispielsweise ist die Anzahl der weißen Blutkörperchen bei Infektionen erhöht, Männer haben grundsätzlich mehr rote Blutkörperchen als Frauen.

Die Blutplättchen

Die *Blutzellen* werden im roten Knochenmark gebildet und in der Milz abgebaut. Die Lebensdauer der roten Blutkörperchen beträgt 120 Tage, die der *Blutplättchen* zirka 10 Tage.

Das Blutplasma

Das *Blutplasma* besteht zu 90 Prozent aus Wasser, zu 8 Prozent aus Eiweißkörperchen und zu 2 Prozent aus Mineralien und Salzen. Die Eiweißkörperchen sind zu einem Teil für den Transport von Substanzen verantwortlich, zum anderen Teil für die Gerinnung des Blutes.

Die Blutgefäße

Die Arterien

Die Arterien leiten das Blut vom Herzen weg. Die größte Arterie ist die *Aorta*. Von ihr zweigen weitere Arterien ab, die sich wiederum in viele kleine Arterien, so genannte *Arteriolen*, verzweigen. Die *Arteriolen* gehen in ein Netz von hauchdünnen Gefäßen über, die *Kapillare* genannt werden. Dort findet der Stoffaustausch statt: Sauerstoff und Nährstoffe werden vom Blut ans Gewebe abgegeben, und Abbauprodukte werden aufgenommen.

– Erkrankungen der Arterien

Die Arterio-sklerose

Die häufigste Erkrankung der Arterien ist die *Arteriosklerose*, die Gefäßverkalkung, die bis zu einem Gefäßverschluss führen kann. Arterielle Verschlusskrankheiten kommen am häufigsten in den Beinen vor. Bei der *Arteriosklerose* kommt es zu einer Verhärtung (*skleros*, griech., bedeutet hart), einem Elastizitätsverlust der Gefäßwände und zu einer Verringerung des Gefäßdurchmessers.

Risikofaktoren für eine arterielle Verschlusskrankheit sind erhöhter Alkohol- und Fleischkonsum, Bewegungsmangel, Rauchen, hohe Blutfettwerte, Übergewicht, Diabetes, Bluthochdruck, Stress und erbliche Belastung.

Durch Tasten des Pulses und Abhören der Arterie mittels *Stethoskop* kann eine Gefäßveränderung festgestellt werden. Über einem verengten Gefäßabschnitt entstehen turbulente Strömungen, die mit Hilfe des *Stethoskops* als pfeifendes Geräusch wahrnehmbar werden. Mit einem speziellen Messgerät *(Oszillogramm)* können Pulsschwankungen sichtbar gemacht werden. Dadurch lässt sich ein Gefäßverschluss lokalisieren. Mittels Ultraschall kann das Ausmaß der Durchblutungsstörung ermittelt werden. Eine weitere Gefäßuntersuchung ist die *Angiographie*. Dabei wird ein Kontrastmittel in die Arterie gespritzt, wodurch die Durchblutung in den Gefäßen auf dem Röntgenbild sichtbar wird.

Eine Veränderung der Lebensweise, dynamische Körperübungen unterhalb der Schmerzgrenze, Atem- und Entspannungsübungen sowie aufsteigende Bäder – zum Beispiel in ein kühles Fußbad langsam warmes Wasser hinzufügen, so dass die Temperatur langsam auf zirka 37° ansteigt – sind die geeigneten Maßnahmen für die Erweiterung und bessere Durchblutung der Arterien.

Maßnahmen

Die Venen

Die kleinen Venen werden *Venolen* genannt. Mehrere *Venolen* vereinigen sich zu den größeren Venen. Durch das Venensystem wird das Blut wieder zum Herz zurückgeführt. Damit das Blut nur in Richtung Herz fließen kann, sind in den Venen so genannte *Venenklappen* eingebaut, die ein Zurückströmen des Blutes verhindern.

Venenklappen

Abb. 6

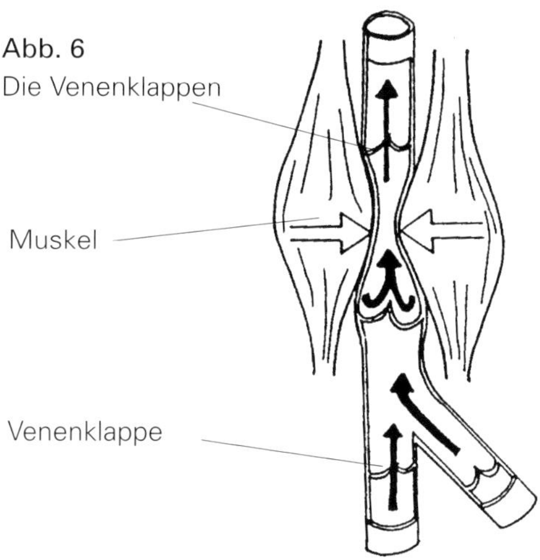

Die Gefäßwände der Venen sind dünner und weniger elastisch als die der Arterien.

Die Pfortader

Die *Pfortader* ist ein etwa sechs Zentimeter langes Blutgefäß im Bauchraum. Hier sammelt sich alles Blut, nachdem es die Gefäße von Magen, Darm und Milz durchflossen hat, und strömt erst dann über die Leber zum Herzen zurück. Die Leber wirkt als Filter für Schadstoffe und als Speicher für die im Darm aufgenommenen Nährstoffe, die sie in körpereigene Stoffe umwandelt.

– Erkrankungen der Venen

Schwere Beine (besonders abends) beim Stehen und Sitzen, Schwellungen im Bereich der Fußknöchel, krampfartige Schmerzen in der Wadenmuskulatur, blaue und rote Äderchen (so genannte *Besenreiser*) und deutlich hervortretende Venen (*Krampfadern*, das Wort ist abgeleitet von „krummen Adern") sind typische Zeichen für einen gestörten Venenfluss. Bei den gut sichtbaren *Krampfadern* handelt es sich um oberflächliche Venen, bei denen die Venenwände geschwächt sind und der Blutrückstrom zum Herzen verlangsamt ist. Gefährlicher sind die tiefer liegenden unsichtbaren Krampfadern. Vererbung, Bewegungsmangel, langes Stehen und Sitzen, Rauchen, Übergewicht, körperliche und psychische Überbelastung sind Risikofaktoren für Venenerkrankungen.

Krampfadern

Geschwächte Venen dehnen sich unter dem Druck des Blutes so stark aus, dass die *Venenklappen* nicht mehr dicht schließen können und der Blutrückstrom aus den Venen in Richtung Herz behindert wird. Durch die Überbelastung der Venen und den verlangsamten Blutrückstrom kann es zur Venenentzündung und einer Zerstörung einzelner *Venenklappen* kommen.

Für gesunde Venen ist viel Bewegung sehr wichtig, weil die Muskelaktivität den Blutrückstrom unterstützen und die Venenwände stärken kann. Kalte Beingüsse, Wasser- und Tautreten helfen, das Bindegewebe zu festigen und die Durchblutung in den Venen zu fördern. Bei längerem Stehen oder Sitzen sowie beim Tragen und Heben von schweren Gegenständen ist die Verwendung von Stützstrümpfen sehr empfehlenswert. Durch die Kompression der Strümpfe auf die oberflächlichen Venen wird das Blut in die tiefen Venen gedrückt und dadurch wird der Venenrückstrom erheblich unterstützt. Wann immer die Zeit es erlaubt, sollten die Beine hochgelagert werden. Yoga-Übungen können die Venenfunktion sehr hilfreich unterstützen. Dynamische Bewegungen mit den Beinen, wie zum Beispiel „Radfahren" oder „Fußübungen", unterstützen den Kreislauf in den Beinen. Alle Positionen, in denen sich die Beine höher als der Oberkörper befinden (zum Beispiel *Viparitakarani Mudra* – „Halber Schulterstand" aus dem Übungsprogramm 2), unterstützen den venösen Blutstrom von den Beinen zum Herzen. Nicht zu vergessen ist auch die Wirkung der *Yoga-Vollatmung* auf den Blutrückstrom. Die tiefere Ausatmung, die in eine entspannte Atempause mündet, ist dabei besonders wichtig. Bei der Ausatmung bewegt sich das Zwerchfell in Richtung des Brustraums, der Druck im Bauchraum und auf die Beinvenen wird geringer. Dadurch wird das venöse Blut aus den Beinen Richtung Herz „angesaugt".

Abb. 7 – Brustkorb und Zwerchfell in der Ausatmungsstellung

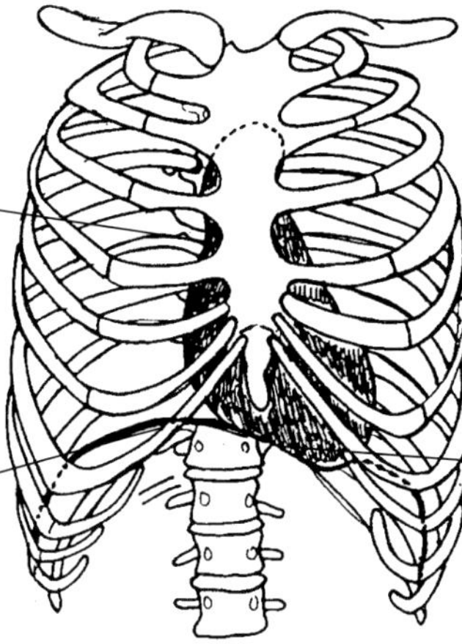

Das Lymphsystem

Lymphgefäße und lymphatisches Gewebe

Das lymphatische System setzt sich aus den Lymphgefäßen und dem lymphatischen Gewebe zusammen. Dazu gehören die *Lymphknoten*, die *Thymusdrüse*, die *Milz* und die *Mandeln*. Die Lymphgefäße verlaufen neben den Arterien und Venen. Sie haben eine sehr dünne, durchlässige Wand, die es ermöglicht, dass Zellflüssigkeit, Bakterien und verschiedene Partikel aus den Geweben abtransportiert werden können. Die größeren Lymphgefäße besitzen, ebenso wie die Venen, *Rückstauklappen*, die ein Zurückfließen der Lymphflüssigkeit verhindern. Die Lymphflüssigkeit ist ein Produkt des *Blutplasma*. Sie durchfließt alle Gewebe mit Ausnahme der Knochen, der Knorpel und des Zentralnervensystems. Sie hat eine reinigende Funktion, indem sie Fremdstoffe und Stoffwechselprodukte abtransportiert.

Die Lymphknoten fangen Krankheitserreger und Fremdkörper ab und machen sie unschädlich. Ist die Funktion des Abtransports in den Lymphbahnen gestört, dann kommt es zum *Lymphödem*, das durch Anschwellen des Gewebes sichtbar wird. Durch sanfte *Lymphdrainage* kann der Lymphstrom unterstützt werden.

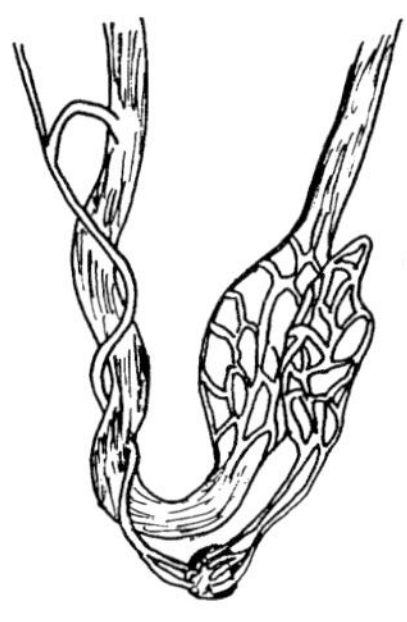

Abb. 8 – Das Lymphsystem

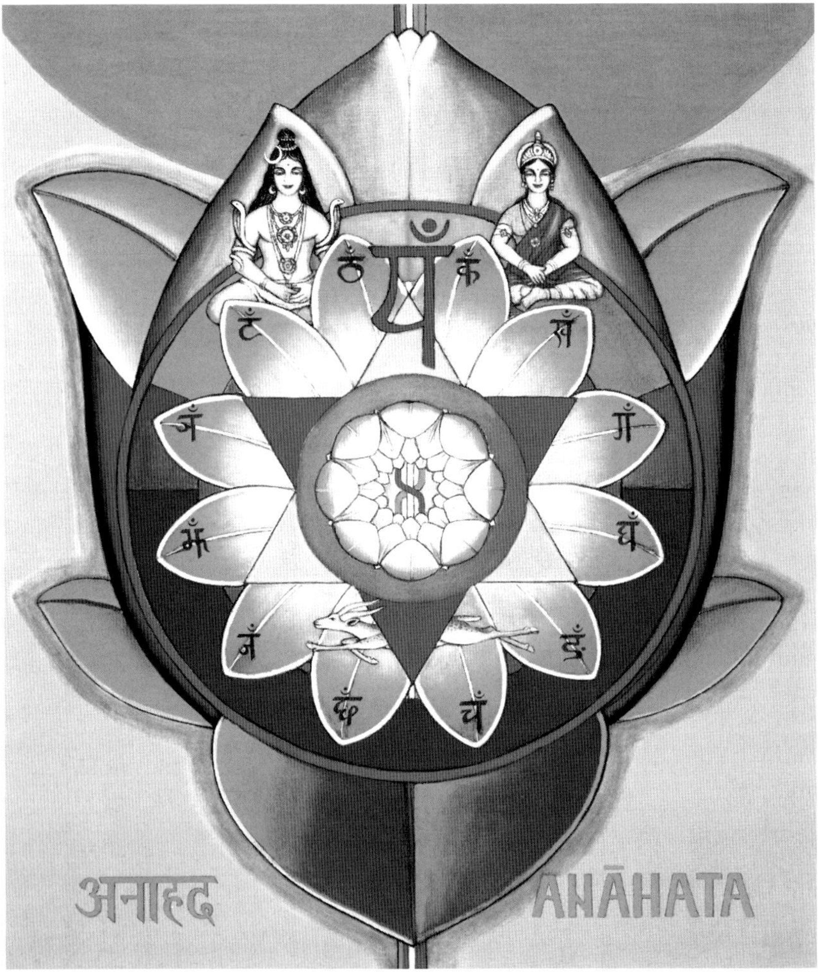

Das Anahata Chakra

Das Herzzentrum – Anahata Chakra [1]

Um für die Gesundheit unseres Herzens umfassend sorgen zu können, ist es notwendig, alle Aspekte des Herzens in unsere Betrachtung miteinzubeziehen. Wir wissen bereits, dass unser Herz für sein gutes Funktionieren körperliches Training und Entspannung benötigt. Ebenso sind uns die schädlichen Einflüsse des Rauchens und einer fleisch- und fettreichen Ernährung bekannt. Unser Herz schlägt aber nicht nur deshalb unaufhörlich in unserem Körper, um den Kreislauf in Gang zu halten; wir alle haben schon erlebt, wie sich Gefühle im Herzen bemerkbar machen. Angst, Abneigung und negative Gedanken lassen das Herz „eng" und „kalt" werden. Bei einer großen Enttäuschung leiden wir an „gebrochenem Herzen" und wir „verschließen unser Herz", um uns vor einer weiteren Enttäuschung zu schützen. Ebenso weiß jeder, was gemeint ist, wenn von einem „großherzigen Menschen" gesprochen wird oder wenn man jemanden „in sein Herz geschlossen hat". Es ist auch leicht nachzuvollziehen, dass jemandem „warm ums Herz wird".

Die psychischen und emotionalen Aspekte des Herzens

Niemand meint bei dieser Beschreibung tatsächlich den Herzmuskel. Dennoch kann uns ein „verschlossenes" Herz krank machen und an einem „gebrochenen" Herzen kann man sogar sterben. Wird der psychische und emotionale Aspekt des Herzens, der jedem wohl bekannt ist, nicht in die Vorsorge für ein gesundes Herz mit einbezogen, so werden die Herzkrankheiten ihre Vorrangstellung bei den tödlichen Zivilisationserkrankungen wahrscheinlich beibehalten.

Wovon sprechen wir denn, wenn wir das Herz als kalt, verschlossen, gebrochen oder offen, weit und warm bezeichnen? Wir meinen die Energie des Herzzentrums, die wir durch unsere Gefühle und Gedanken in ihrem Fluss entweder blockieren oder aber frei fließen lassen, damit sie sich unendlich weit ausdehnen kann.

Das Herzzentrum wird im Yoga *Anahata Chakra* genannt. *Anahata* bedeutet unendlich oder unbegrenzt, und *Chakra* bedeutet Energiezentrum oder Rad, womit der sich drehende Energiefluss in dem

1 Vgl. Paramhans Swami Maheshwarananda: Die verborgenen Kräfte im Menschen, 2001, Ibera Verlag.

Sitz der Liebe

Chakra gemeint ist. Die Yogis lenken ihr Bewusstsein in der Meditation sehr häufig auf dieses *Chakra*, weil es eines unserer schönsten und reichsten Zentren ist. Das *Anahata Chakra* ist der Sitz der Liebe und seine Ausstrahlung reicht unendlich weit. Lenken wir unser Bewusstsein in der Meditation tief in unser Herz hinein, so können wir *Anahata Nada*, die feine, wunderschöne Schwingung des Selbst vernehmen und unsere tiefste, innere Wahrheit erfahren.

Auch jene Menschen, denen Meditation nicht vertraut ist, haben sich wahrscheinlich schon öfters im Laufe des Lebens in stillen Stunden nach innen gewandt, um in einem persönlichen Gebet um die Erfüllung eines „Herzenswunsches" zu bitten. Intuitiv erfassen wir alle die große Kraft und Bedeutung unseres Herzens. Besonders in Notsituationen erwecken wir diese Kraft wieder durch Hinwendung und Gebet.

Einerseits können wir durch unser Herz sehr schöne und beglückende Gefühle erleben, andererseits liegen aber auch tief in unserem Herzen seelische Verletzungen verborgen, die wir nicht verarbeiten konnten und die daher immer wieder aus unserem Unterbewusstsein ins Bewusstsein hoch kommen. Häufig verschließen wir in der Folge unser Herz, um es vor weiteren Enttäuschungen zu schützen. Damit nehmen wir uns aber selbst die Möglichkeit, alte Verletzungen zu erkennen und zu verarbeiten – und dadurch kann unser Herz erkranken.

Eine wirkungsvolle und hilfreiche Technik, um sich von alten Verletzungen zu befreien, bietet das System *Yoga im täglichen Leben* mit der „Self-Inquiry-Meditation"[2].

Die zwölf wichtigsten menschlichen Qualitäten

Das *Anahata Chakra* wird durch eine Lotusblüte symbolisiert, die aus zwölf Blütenblättern besteht. Diese stehen unter anderem für die zwölf wichtigsten menschlichen Qualitäten, die zu einem glücklichen Leben verhelfen und die wir durch die Übungen von *Yoga im täglichen Leben* in uns erwecken können: Freude, Frieden, Liebe, Harmonie, Glückseligkeit, Klarheit, Reinheit, Mitgefühl, Verständnis, Verzeihen, Geduld und Güte.

2 Die Stufen der „Self-Inquiry-Meditation" finden Sie im Buch „Yoga im täglichen Leben – Das System" beschrieben. Empfehlenswert ist es, diese Methode im Rahmen eines Meditationskurses unter der Anleitung eines Yogalehrers von „Yoga im täglichen Leben" einzuüben.

Die wichtigste und schönste Eigenschaft des *Anahata Chakra* ist *Bhakti. Bhakti* bedeutet Liebe und Hingabe.

Mein Meister *Sri Mahaprabhuji* lehrt uns:

„Liebe jedes Lebewesen wenigstens ebenso sehr wie dich selbst."

In allen Wesen das eigene Selbst erkennen

Haben wir das *Anahata Chakra* gereinigt, dann werden wir in allen Wesen das eigene Selbst erkennen und Freude und Schmerzen anderer in gleicher Weise wie die eigenen Gefühle spüren. Aus einem tiefen inneren Bedürfnis heraus entwickeln sich Mitgefühl, Achtung und Liebe gegenüber allen Lebewesen, so dass wir weder anderen Menschen noch Tieren irgendein Leid zufügen wollen. Jedes Stück Fleisch erinnert uns an die Leiden und Ängste des gequälten Tieres, und daher werden wir das Essen von Fleisch meiden.

Haben wir unser Herz geöffnet, so können wir Glück und Liebe erleben – „es wird uns leicht ums Herz". Und diese Wahrnehmung von Liebe und innerer Zufriedenheit kann einen sehr großen Beitrag zu einem gesunden Herz leisten. Aus diesem Grund beinhaltet das Übungsprogramm „*Yoga im täglichen Leben* für ein gesundes Herz" nicht nur Atem-, Entspannungs-, Körperübungen und *Pranayamas*, sondern auch Anleitungen zur Meditation. Meditation hilft uns, das Herz zu öffnen. Dadurch wird es möglich, die Sprache unseres Herzens besser wahrzunehmen und zu verstehen.

„Denn es muss von Herzen kommen, was auf Herzen wirken soll."
(Johann Wolfgang von Goethe)

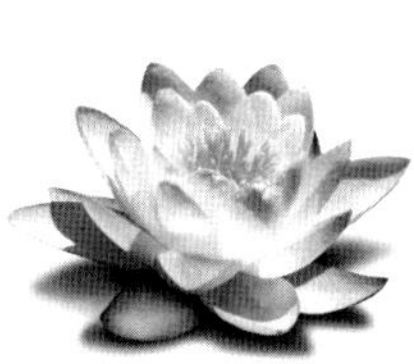

Häufige Herzerkrankungen

Herzrhythmusstörungen

Tachykardie Extrasystolen

Herzklopfen, sehr schneller Herzschlag *(Tachykardie)* und unregelmäßiger Herzschlag *(Extrasystolen)* können psychische Ursachen haben oder auf Grund einer Störung der Erregungsbildung im Herzen vorhanden sein. Bei Herzschwäche und Entzündungsvorgängen kann es ebenfalls zu Herzrhythmusstörungen kommen. Eine relativ häufige Herzrhythmusstörung ist das *Vorhofflimmern*, das bei sehr vielen Herzerkrankungen auftritt. Dabei ziehen sich die *Vorhöfe* wesentlich häufiger zusammen als die *Herzkammern*, wodurch der normale Kreislauf und die Sauerstoffversorgung des Körpers deutlich beeinträchtigt werden. Herzrhythmusstörungen werden medikamentös oder auch mit Hilfe eines *Herzkatheters* behandelt. Der Betroffene soll auf Tee, Kaffee, Alkohol und Nikotin verzichten und regelmäßig Atem-, Entspannungs- und Körperübungen durchführen.

Arteriosklerose der Herzkranzgefäße

Arteriosklerose (Gefäßverkalkung) ist eine sehr häufige Herzerkrankung und eine der Hauptursachen für Herzinfarkt.

Cholesterin

Bis heute sind die genauen Ursachen der *Arteriosklerose* und damit auch der *koronaren Herzkrankheiten* nicht eindeutig geklärt. Es ist aber erwiesen, dass eine Störung des Fettstoffwechsels eine zentrale Rolle bei der Entstehung von *Arteriosklerose* spielt. In jeder menschlichen Zelle ist der Fettstoff *Cholesterin* enthalten. Er wird hauptsächlich in der Leber gebildet, zusätzlich nehmen wir ihn auch mit der Nahrung auf. Fettreiche Nahrung erhöht den *Cholesteringehalt* im Körper. *Cholesterin* ist an und für sich nicht schädlich. Ob es den Gefäßen schadet oder ihnen nützt, hängt von seinem „Transportmittel" ab, den so genannten *Lipoproteinen.* Das sind Eiweißstoffe, welche die mit der Nahrung aufgenommenen Fette im Blut transportieren. Sind *Lipoproteine* mit niedriger Dichte – *LDL-Cholesterin* (*Low Density Lipoproteins*) – in großer Konzentration im Blut vorhanden, so dringen sie in die Gefäßwände ein und rufen dort Entzündungen hervor. Die Innenwand der Gefäße verdickt sich an diesen Stellen, es lagern sich immer mehr Fettstoffe und Kalzium ab, so dass die elastischen Gefäße verhärten und

Blutgerinnsel

zunehmend enger werden. Verengt sich ein Blutgefäß um mehr als 50 Prozent, dann entsteht ein Sauerstoffmangel, der Beschwerden wie Beklemmungsgefühle, Atemnot und Herzklopfen verursacht.

Arteriosklerotische Gefäßveränderungen können die Gefäßwand verletzen. Im Sinne der Wundheilung lagern sich dort Blutgerinnsel ab, die zu einer noch stärkeren Verengung des Gefäßes führen oder das Gefäß sogar vollkommen verstopfen, so dass eine ausreichende Sauerstoffversorgung des Herzens nicht mehr gewährleistet ist. Die Folge ist die *koronare Herzkrankheit*, die sich in *Angina Pectoris*, Herzinfarkt oder einer Herzschwäche äußern kann.

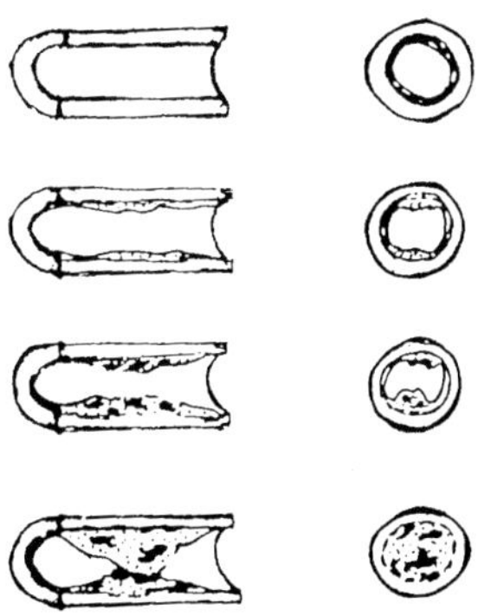

a) normales Gefäß

b) arteriosklerotische Gefäßveränderungen

c) zunehmende Arteriosklerose

d) Gefäßverschluss durch Arteriosklerose

Abb. 10 – Längs- und Querschnitt eines Gefäßes

weitere Risikofaktoren

Neben einem erhöhten *Cholesterinspiegel* begünstigen noch andere Faktoren die *Arteriosklerose*. Bluthochdruck, Diabetes und Rauchen zählen zu den größten Risikofaktoren. Es heißt, dass Personen, bei denen zwei dieser Risikofaktoren gegeben sind, bereits viermal so stark gefährdet sind wie eine Person, die ohne diese Risiken lebt. Weiters unterstützen auch Übergewicht, Bewegungsmangel und Stress das Entstehen von *Arteriosklerose*.

Änderung der Lebensweise

Eine Änderung der Lebensweise ist der wichtigste Beitrag, den der Patient für seine Gesundheit leisten kann.

Ernähren Sie sich bewusst gesund. Die Erhaltung bzw. Erreichung des Normalgewichts und eine vegetarische, ausgewogene und vollwertige Ernährung sind wichtige Maßnahmen zur Unterstützung einer gesunden Herzfunktion. Daneben sind ausreichende Bewegung, eine gute Entspannungsfähigkeit und Atemfunktion ebenfalls von großer Bedeutung.

Angina Pectoris

Verengung der Gefäße

Angina Pectoris („Herzenge") entsteht durch eine akute Unterversorgung des Herzmuskels mit Sauerstoff und Nährstoffen, verursacht durch Verengung oder sogar Verschluss eines oder mehrerer *Herzkranzgefäße*. Das führt zu Schmerzen und Atemnot. Meist werden die anfallsartig einsetzenden Schmerzen durch körperliche Anstrengung wie Treppensteigen oder durch seelische Belastung ausgelöst. Sie können auch durch das Einatmen kalter Luft verursacht werden. Lassen die Schmerzen in Ruhe oder Wärme nach, handelt es sich um eine stabile *Angina Pectoris*. Werden die Anfälle im Lauf der Zeit immer schwerer und treten sie auch im Ruhezustand auf, so handelt es sich um eine instabile *Angina Pectoris*. Diese ist ein ernst zu nehmender Vorbote des Herzinfarkts, verursacht durch ein Missverhältnis zwischen Sauerstoffangebot und Sauerstoffbedarf im Herzmuskel. Bei Anstrengung braucht das Herz durch den erhöhten Sauerstoffbedarf eine bis zu vier Mal größere Menge an Blut als normal. Bei *Angina Pectoris* kann dieser vermehrte Sauerstoffbedarf wegen der Gefäßverengungen nicht abgedeckt werden. Bei einem Anfall muss sofort ärztliche Hilfe geholt werden.

Erste Hilfe

Erste Hilfe bei einem *Angina Pectoris*-Anfall: Sofort hinsetzen oder hinlegen, beengende Kleidung lockern und für frische Luft sorgen. Wenn vorhanden, sollen die vom Arzt verordneten Nitropräparate sofort eingenommen werden.

Herzinfarkt

Beim Infarkt handelt es sich um eine plötzliche, örtlich begrenzte Minderdurchblutung des Herzmuskels. Dadurch kommt es zu einer so starken Sauerstoffnot der betroffenen Herzmuskelzellen, dass diese zu Grunde gehen. Die Hauptursache für dieses akute Missverhältnis zwischen dem Sauerstoffbedarf des Herzmuskels und der Sauerstoffzufuhr durch das Blut ist die *Arteriosklerose*.

Symptome

Herzinfarkt kann plötzlich auftreten, oft kündigt er sich aber durch „Vorboten", wie zum Beispiel *Angina Pectoris*, an. Ein quälendes Gefühl des Drucks im Brustkorb, Herzschmerzen und Brennen hinter dem Brustbein sind Symptome, die Infarktpatienten bekannt sind. Die Gesichtsfarbe wird blass, der Blick voller Angst, Schweißtropfen bilden sich auf Stirn und Oberlippe. Starke Unruhe, Schwitzen, Atemnot, Übelkeit und Todesangst weisen auf ein akutes Infarktgeschehen hin. Es gibt aber auch Infarkte, die fast unbemerkt verlaufen und nur zufällig entdeckt werden.

Nach einem Herzinfarkt bilden sich Narben im Bereich des abgestorbenen Gewebes. Experimentelle Untersuchungen haben gezeigt, dass sich bei entsprechender Behandlung so genannte *Kollaterale* ausbilden können, um die Sauerstoffversorgung wieder zu gewährleisten. Das heißt, es öffnen sich nicht nur kleine Gefäße, die eine „Umleitung" um das erkrankte Gewebe schaffen, sondern es bilden sich auch neue Gefäße in der Umgebung der Infarktnarbe aus, um die Durchblutungssituation zu verbessern.

Vorbeugung und Behandlung

Die Ziele in der Vorbeugung und Behandlung des Herzinfarkts sind die Unterstützung der Bildung von neuen Gefäßen, die Förderung des Blutkreislaufs und die Ökonomisierung der Herzarbeit. Dies kann durch gezielte Körperübungen, Atem- und Entspannungsübungen und natürlich auch durch unterstützende Medikamente erreicht werden.

Außerdem ist es wichtig, krankmachende Lebensbedingungen und Gewohnheiten zu verändern. Laut Weltgesundheitsorganisation (WHO) ist zum Beispiel das durchschnittliche Ersterkrankungsalter bei Nichtrauchern 63, bei Rauchern 53 Jahre. Bei Menschen, die das Rauchen aufgegeben haben, wurde schon nach Monaten eine wesentlich geringere Infarktgefährdung und Sterblichkeit registriert. Jahrelange Abstinenz setzt die Gefährdung jener des Nichtrauchers allmählich gleich.

Eine fachliche Beratung bezüglich Ernährungsumstellung ist ebenso wichtig, da sowohl Übergewicht als auch ein erhöhter Cholesterinspiegel große Risikofaktoren für Herzinfarkt darstellen.

Pro Kilogramm Gewichtsabnahme sinkt der Blutdruck im Durchschnitt um 2 mm Hg[3]. Das Herz wird durch ein verringertes Körpergewicht erheblich entlastet. Der richtige Umgang mit Stress, einem weiteren Risikofaktor, kann durch die Übungen von *Yoga im täglichen Leben* sehr erfolgreich erlernt werden.

3 Die Höhe des Blutdrucks wird in Millimeter (mm) auf einer Quecksilbersäule (Hg) angezeigt.

Untersuchungen am Herzen

– Abhören des Herzens (Auskultieren)

Geschwindigkeit und Rhythmus

Mit Hilfe eines *Stethoskops* können die Geschwindigkeit und der Rhythmus des Herzschlags überprüft werden. Zusätzliche Herzgeräusche können auf eine Erkrankung der *Herzklappen* oder des *Herzbeutels* hinweisen.

– Elektrokardiographie (EKG)

Herzströme

Mit Hilfe der *Elektrokardiographie* werden die Herzströme aufgezeichnet, die von den Herzmuskelzellen ausgesendet werden. Diese feinen elektrischen Ströme gelangen bis zur Hautoberfläche, wo sie von Elektroden aufgenommen und zu einem Messgerät weitergeleitet werden können. Im Messgerät werden die Ströme verstärkt und ihr Verlauf in Form von Kurven und Zacken aufgezeichnet.
Das EKG gehört zu den Standarduntersuchungen am Herzen. Die Herzströme werden in Ruhe, unter körperlicher Belastung und in Form eines Langzeit-EKGs während eines Zeitraums von vierundzwanzig Stunden gemessen.
Verschiedene Erkrankungen des Herzens zeigen typische Veränderungen im EKG.

– Echokardiographie

Ultraschall

Echokardiographie ist die Untersuchung des Herzens mittels Ultraschall. Diese Untersuchung wird auch *Sonographie* genannt (*sonus* bedeutet Klang, Schall). Mittels eines Schallkopfes werden die Schallwellen durch den Körper bis zum Herz geleitet. Das Herz reflektiert die Schallwellen wie ein Echo. Ein Empfänger im Schallkopf leitet die reflektierten Schallwellen zu einem Computer, der sie zu einem Bild umarbeitet. Durch diese Untersuchung lassen sich Größe und Form des Herzens, der *Herzkammern*, *Vorhöfe* und *Herzklappen* sowie ihre Funktion beurteilen.

Zur Beurteilung des Blutstroms gibt es eine spezielle Ultraschalluntersuchung, die nach ihrem Entdecker meist *Doppler* genannt wird. Dabei werden die Strömungsrichtung und die Strömungsgeschwindigkeit farbig angezeigt.

– Herzkatheter

Ein dünner Kunststoffschlauch wird über eine Schlagader in der Leiste oder am Arm eingeführt, um ein Kontrastmittel einzuspritzen. Dadurch lassen sich Ort und Ausmaß der Verengung der Herzgefäße sowie Funktionsstörungen des Herzmuskels und der *Herzklappen* auf einem Röntgenfilm darstellen.

– Szintigraphie

Radioaktiver Stoff

Bei dieser Untersuchung wird ein radioaktiver Stoff in eine Vene gespritzt und die Verteilung des Stoffs in den Herzgefäßen in Ruhe und unter Belastung gemessen. Dadurch kann man eine Minderdurchblutung des Herzens erkennen.

Operationen am Herzen

– Herzschrittmacher

Der *Herzschrittmacher* ist ein Gerät, mit dem elektrische Impulse erzeugt werden. Meist wird unterhalb des Schlüsselbeins unter Lokalanästhesie ein kleiner Hautschnitt angebracht und von dort die Elektrode des *Herzschrittmachers* vorsichtig durch eine Vene in das Herz vorgeschoben. Die Elektrode wird dann an den *Schrittmacher* angeschlossen, der sich unter der Haut in einer kleinen „Tasche" unterhalb des Schlüsselbeins befindet.

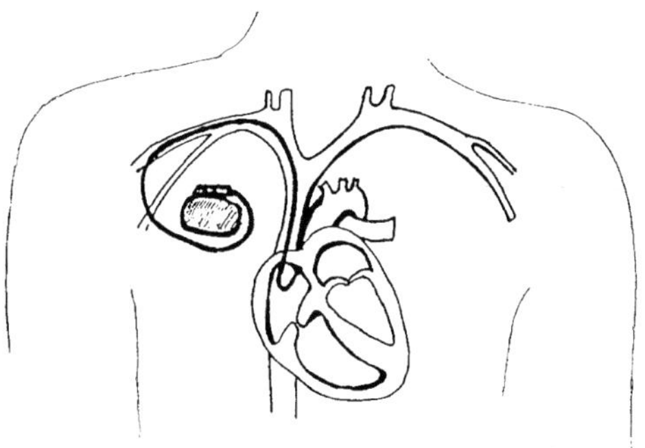

Abb. 11 – Der Herzschrittmacher

Defibrillator

Ein *Herzschrittmacher* muss implantiert werden, wenn es zu Störungen der Erregungsleitung im Herzen kommt. Bei einem Ausfall des natürlichen Herzschlags gibt der *Herzschrittmacher* dem Herzen über eine Elektrode einen künstlichen Impuls. Die heutigen *Schrittmacher* können an jede spezielle Funktionsstörung des Herzens individuell angepasst werden. Bei einem zu raschen Herzschlag wird ein so genannter *Defibrillator* implantiert, der ebenfalls über Elektroden den Herzrhythmus normalisiert. In den ersten Tagen nach dem Eingriff sollen auf der Seite, wo der *Schrittmacher* implantiert wurde, weit ausladende Armbewegungen vermieden werden. Bei manchen Implantationen sollen großräumige Bewegungen des Armes auf der Seite des *Schrittmachers* für immer vermieden werden. Diesbezügliche Informationen werden vom Arzt gegeben. Auch bezüglich der Benützung von elektrischen Geräten und vor Urlaubsreisen sollten Richtlinien vom Arzt eingeholt werden. Normalerweise können mit einem Herzschrittmacher alle gewohnten Tätigkeiten wieder aufgenommen werden.

– Ballondilatation

Ballonkatheter

Bei fortgeschrittener Verengung der *Herzkranzgefäße* muss dann an eine Operation gedacht werden, wenn die Sauerstoffversorgung des Herzens nicht mehr auf konservativem Weg sichergestellt werden kann. Bei der *Ballondilatation* wird ein dünner Plastikschlauch (*Katheter*) von der Arterie der Ellenbeuge oder der Leiste bis zum verengten Gefäß geführt. Durch diesen *Katheter* wird ein dünner Draht geschoben, der als Schiene für den *Ballonkatheter* dient. Sobald der Ballon die verengte Stelle erreicht hat, wird er aufgeblasen. Durch den hohen Druck des Ballons werden einerseits die Ablagerungen zusammengedrückt und in die Gefäßwand geschoben, andererseits wird der gesamte Gefäßquerschnitt vergrößert. Zusätzlich können die Ablagerungen mittels Lasers oder eines kleinen Messers entfernt werden. Meist muss diese Aufdehnung nach einiger Zeit wiederholt werden, weil sich das Gefäß häufig wieder verengt. Der Eingriff mittels *Ballondilatation* ist wesentlich leichter als eine *Bypass*-Operation. Bei einer *Ballondilatation* bekommt der Patient nur eine örtliche Narkose und nach einigen Tagen ist er meist wieder wohlauf.

– Stent

Ein *Stent* wird dann eingesetzt, wenn sich verengte Gefäße nach ihrer operativen Dehnung sofort wieder zusammenziehen. Ein *Stent* besteht aus einem Gitter aus Edelstahl, das den Durchmesser des Gefäßes aufrecht erhält, indem es die Gefäßwand von innen stützt. Mit der Zeit umwächst die Gefäßwand den *Stent.*

– Bypass

Bei einer *Bypass*-Operation wird, wie der Name sagt, ein Umgehungskreislauf um die verengten Gefäße angelegt, um die normale Durchblutung des Herzens wieder zu gewährleisten.

Abb. 12 – Bypass

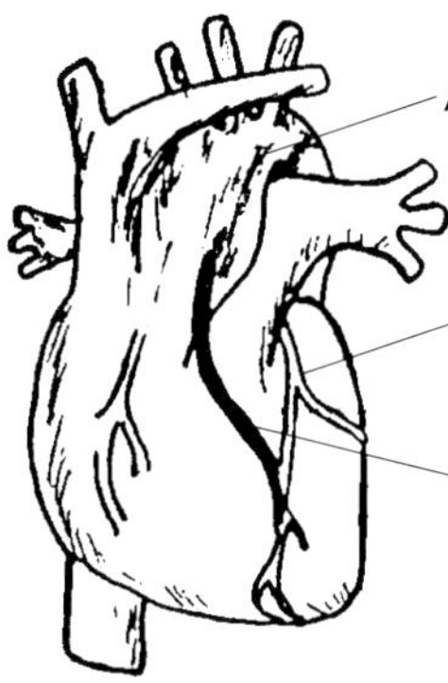

Herz-Lungen-Maschine

Um eine Operation an den *Herzkranzgefäßen* durchführen zu können, muss das Herz ruhig gestellt werden. Die Kreislauf- und Atmungsfunktion wird von einer Herz-Lungen-Maschine übernommen. Über einen Schnitt im Bereich des Brustbeins verschafft sich der Chirurg Zugang zum Herzen. Der verengte oder verschlossene Gefäßbereich wird durch eine Ersatzvene oder eine Brustwandarterie überbrückt. Dabei wird ein Ende der Vene hinter der Gefäßeinengung angenäht und das andere Ende mit der Körperschlagader verbunden. Die *Bypass*-Operation ist ein größerer Eingriff und erfordert meist einen zweiwöchigen Aufenthalt im Spital, wobei in den ersten postoperativen Tagen ärztliche Betreuung auf der Intensivstation erforderlich ist.

– Operationen an den Herzklappen

Es kann sein, dass sich die Klappen unvollständig schließen oder dass sie sich zu wenig öffnen. In beiden Fällen kommt es zu einer Störung des normalen Blutkreislaufs und zu einer vermehrten Belastung des Herzens. Eine Operation an den Herzklappen erfordert eine Vollnarkose. Dabei muss das Herz still gelegt und der Blutkreislauf mit Hilfe einer Herz-Lungen-Maschine aufrecht erhalten werden. Entweder kann die Funktionsstörung der Klappe behoben werden, oder die Herzklappe muss durch eine künstliche Klappe ersetzt werden.

Der Blutdruck

Der Blutdruck entsteht durch die Pumparbeit des Herzmuskels und durch den Widerstand, den die Gefäßwände dem einströmenden Blut entgegensetzen. Ohne Druck würde das Blut in den Gefäßen nicht fließen. Zieht sich das Herz zusammen (*Systole*), dann ist der Blutdruck in den Gefäßen höher, entspannt sich der Herzmuskel (*Diastole*), so sinkt der Druck in den Gefäßen. Dadurch werden bei der Blutdruckmessung immer zwei Werte registriert, die in Millimetern (mm) auf einer Quecksilbersäule (Hg) angegeben werden. Der höhere Wert gibt den *systolischen*, der niedrigere Wert den *diastolischen Blutdruck* an.

Systole Diastole

Der normale Blutdruck eines Erwachsenen beträgt im Ruhezustand 120/80 mm Hg.

Der normale Blutdruck

Fällt der *systolische* Blutdruck unter 100 mm Hg und der *diastolische* Druck unter 60 mm Hg, dann spricht man von einem niedrigen Blutdruck. Liegen die Blutdruckwerte im Ruhezustand über 160 /90 mm Hg, dann handelt es sich um Bluthochdruck.

Außerdem ist der Abstand zwischen dem *systolischen* und dem *diastolischen* Blutdruckwert sehr wichtig. Dieser Wert soll mindestens 30 mm Hg betragen, weil sonst die Entspannungsphase des Herzens zu gering ist.

Die Blutdruckwerte sind somit ein wichtiger Indikator für die Pumpleistung des Herzens und für den Zustand der Gefäßwände.

– Hoher Blutdruck

Menschen mit hohem Blutdruck haben meistens keine Beschwerden. Oft fühlen sie sich sogar sehr wohl und fit. Erst ein sehr hoher Blutdruck äußert sich in Kopfschmerzen, Schwindel, Ohrensausen, und im schlimmsten Fall kann er sogar zum Koma führen. Ein ständig erhöhter Blutdruck ist eine große Belastung für das Herz und die Gefäße. Daher haben Menschen mit Bluthochdruck ein höheres Risiko für *Arteriosklerose*, Herzinfarkt und Schlaganfall. Risikofaktoren für Bluthochdruck sind Übergewicht, salzreiche Ernährung, Rauchen, hoher Alkoholkonsum, zu viel Stress, erhöhter *Cholesterinspiegel*, Bewegungsmangel und erbliche Belastung. Bluthochdruck soll als gefährliche Erkrankung erkannt werden. Die wichtigste Therapie ist die Beseitigung der Risikofaktoren. Bewegung und

Höheres Risiko

kaliumreiche Kost (Obst und Gemüse) sind hilfreiche Maßnahmen bei Bluthochdruck. Entspannungsübungen, Atemübungen, ausgewählte Körperübungen und Meditation von *Yoga im täglichen Leben* haben sich bereits vielfach bewährt, um den Blutdruck zu senken.

– Niedriger Blutdruck

Ein niedriger Blutdruck ist wesentlich weniger gefährlich als ein hoher, kann sich aber viel störender auf das Wohlbefinden des Betroffenen auswirken. Antriebsschwäche, Kreislauf- und Konzentrationsstörungen, Müdigkeit, Kopfschmerzen, Schlafstörungen, Herzklopfen und Schwindel beim Aufstehen sind typische Symptome bei niedrigem Blutdruck. Häufig ist die Anlage zum niedrigen Blutdruck vererbt. Weiters können schwache Venen, Bewegungsmangel, Infektionskrankheiten, Anämie und Erkrankungen der inneren Organe den Blutdruck senken. Viel Bewegung an frischer Luft, Wechselduschen, Bürsten und Massieren des Körpers, Körper- und Atemübungen von *Yoga im täglichen Leben* sind sehr hilfreiche Maßnahmen bei niedrigem Blutdruck.

Symptome

Das Ausdauertraining

Die allgemeine aerobe Ausdauer

Neben den Entspannungs-, Atem- und Körperübungen von *Yoga im täglichen Leben* sollten Sie auch eine Sportart ausüben, die Ihre Ausdauer trainiert. Haben Sie ein geschwächtes Herz oder eine Herzerkrankung, dann sollten Sie sich bezüglich Art und Ausmaß der Sportausübung unbedingt von Ihrem Arzt beraten lassen. Das geeignete Training für das Herz zielt auf eine Verbesserung der *allgemeinen aeroben Ausdauer* ab. Die *allgemeine Ausdauer* wird, im Gegensatz zur *lokalen Ausdauer*, dann trainiert, wenn mindestens ein Sechstel der gesamten Muskulatur des Körpers an den Bewegungen beteiligt ist. Es sollen also leichte, aber großräumige Bewegungen durchgeführt werden, um den Kreislauf im ganzen Körper anzuregen. *Aerob* bedeutet, dass der Muskulatur so viel Sauerstoff zugeführt wird, wie sie für die Bewegungen braucht. Sind die Bewegungen im Verhältnis zur momentanen Kondition zu anstrengend, so dass der vom Kreislauf angebotene Sauerstoff geringer als der Bedarf des Muskels ist, arbeitet die Muskulatur im *anaeroben* Bereich, was bald zur Erschöpfung führt. Die Energiegewinnung des Muskels findet dann ohne Verbrennung von Sauerstoff statt. Dabei entstehen Stoffwechselprodukte, wie zum Beispiel Milchsäure.

Aufwärmen

Beginnt man mit dem Ausdauertraining mit zu hoher Intensität und ohne sich vorher aufzuwärmen, dann findet die Verbrennung von Zucker unter zuwenig Sauerstoff statt, wodurch der Milchsäurespiegel schnell ansteigt. Dadurch kann sich der Körper nur sehr schwer auf die Fettverbrennung umstellen. Das macht sich dadurch bemerkbar, dass man schon nach kurzer Zeit erschöpft ist. Die Zuckerreserven sind verbrannt, der Körper braucht neue Energien, aber die Fettverbrennung findet noch nicht ausreichend statt. Durch langsames Aufwärmen kann sich der Körper auf die Fettverbrennung umstellen, von der er sehr lange zehren kann. Dabei verbrennt auch das schädliche *LDL-Cholesterin* (*Low Density Lipoprotein*), das gefäßschützende *HDL-Cholesterin* (*High Density Lipoprotein*) steigt hingegen an. Diese Tatsache unterstreicht die Bedeutung von Bewegung mit geringer Intensität über längere Zeit. Bei den Yoga-Übungen arbeitet die Muskulatur immer im *aeroben* Bereich. Yoga und Sportarten, welche die *aerobe* Ausdauer trainieren, sind das geeignete Training für ein gesundes Herz. Außer den

Bewegung mit geringer Intensität

Übungsprogrammen von *Yoga im täglichen Leben* sind zum Beispiel folgende Sportarten für die Verbesserung der *allgemeinen aeroben Ausdauer* geeignet: Gehen, Wandern, Laufen, Radfahren, Schi-Langlaufen und Schwimmen.

Sportarten

Das Ausdauertraining soll mindestens 3-4 x pro Woche durchgeführt werden, mit einer Dauer von 20-60 Minuten. Bei einem 15-minütigen Training können die Fettwerte im Blut nicht gesenkt werden. In dieser kurzen Zeitspanne des Trainings wird nur der Zuckerspeicher aufgebraucht.

– Der Puls

Ruhepuls und Trainingspuls

Ein wichtiger Indikator Ihrer Dauerleistungsgrenze ist der Puls. Normalerweise soll der Puls in Ruhe zwischen 60-80 Schläge pro Minute betragen. Ein untrainierter Mensch hat einen höheren Pulsschlag als ein trainierter, weil das geschwächte Herz schneller schlagen muss, um die erforderliche Menge an Blut in den Körperkreislauf zu pumpen. Der Puls, der beim Ausdauertraining erreicht werden soll, wird häufig nach folgender Formel berechnet: Trainingspuls = 180 minus Lebensalter. Für Sportler ist diese Formel nicht anwendbar, denn diese trainieren mit viel höheren Pulswerten.

➤ **Achtung**: Wenn Sie Medikamente nehmen, die den Puls senken, dann ist es unbedingt erforderlich, den Arzt zu fragen, mit welcher Herzfrequenz Sie trainieren dürfen.

Untrainierte sollen ihre Herz-Kreislauf-Belastung erst langsam steigern. Sie können zum Beispiel in den ersten vier Wochen so trainieren, dass der Puls nur um 25 % ansteigt, und die Trainingsintensität in den folgenden Wochen dann langsam erhöhen.

Die Fahrradergometrie

Bei Herzerkrankungen oder bei einem geschwächten Herzen soll der Trainingspuls vom Arzt festgelegt werden. In diesem Fall wird der Trainingspuls mittels *Fahrradergometrie* ermittelt. Während der Patient versucht, seine maximale Leistung bei Tretbewegungen am Fahrrad zu erbringen, wird die Herztätigkeit auf einem Bildschirm kontrolliert und mittels EKG aufgezeichnet. Dabei wird die maximal mögliche Leistung ausgetestet, und es werden sehr hohe Blutdruck- und Pulswerte erreicht. Aus diesem „Maximalpuls“ wird der „Trainingspuls“ wie folgt errechnet: Vom Maximalpuls (z. B. 140) wird der Ruhepuls (z. B. 80) abgezogen. 50 % des Resultats werden zum Ruhepuls addiert. 30 + 80 ergeben in diesem Fall einen Trainingspuls von 110. Diesen Trainingswert soll der Patient während seiner Alltagsaktivitäten und bei der Sportausübung nicht überschreiten. Da es bei regelmäßigem Training zur Verbesserung der Herzleistung kommt, muss der Trainingspuls nach einiger Zeit neu errechnet werden.

– Puls zählen

Meistens wird der Puls am Unterarm, nahe dem Handgelenk getastet. Zählen Sie die Pulsschläge während einer ganzen Minute. Kürzen Sie das Zählen nicht ab, in dem Sie 1/4 Minute zählen und dann mit 4 multiplizieren. Dadurch kann es passieren, dass Sie unregelmäßige Pulsschläge nicht bemerken. Zu Beginn des Trainings wird der Ruhepuls gezählt. Während der Trainingsphase wird, am leichtesten mit einer Pulsuhr, der Trainingspuls überprüft. Am Ende des Trainings wird nochmals der Puls überprüft, und zwar am besten im Gehen, damit sich der Körper langsam auf Ruhe umstellen kann. Nach drei Minuten soll der Puls nochmals überprüft werden, denn nach dieser Zeitspanne sollte wieder der Ruhepuls hergestellt sein.

Anfangs soll der Puls zirka alle fünf Minuten kontrolliert werden. Nach einiger Zeit entwickelt man ein Gefühl für seine Ausdauergrenze, so dass man während des Trainings nur mehr einmal oder überhaupt nicht nachzählen muss. Man lernt die Signale des Körpers kennen, die anzeigen, wann die Dauerleistungsgrenze erreicht ist. Und man lernt auch, rechtzeitig auf sie zu reagieren.

Die Yoga-Übungen sind dabei eine große Hilfe, denn durch sie wird eine gute Sensibilität für den eigenen Körper entwickelt. Die Yoga-Übungen helfen Ihnen aber nicht nur dabei, Ihre individuelle Leistungsgrenze zu erkennen, sondern Sie werden auch lernen, diese Grenzen zu akzeptieren und entsprechend zu reagieren.

– Aufbau des Ausdauertrainings

Einleitung

Ein Ausdauertraining beginnt immer mit langsameren, lockeren Aufwärmbewegungen. Durch das Aufwärmen steigt die Körpertemperatur. Dabei steigert sich auch der Muskelstoffwechsel, und die Nervenleitgeschwindigkeit nimmt zu.

Belastung

Danach soll die Belastung so gesteigert werden, dass der erforderliche Trainingspuls erreicht wird. Beim Ausdauertraining wird die Belastung nicht durch einen vermehrten Kraftaufwand oder durch erhöhte Geschwindigkeit der Bewegungen gesteigert, sondern immer durch eine zunehmende Übungsanzahl, beziehungsweise durch eine längere Trainingsdauer. Eine Richtlinie für eine adäquate Trainingsintensität ist, dass Sie sich während der Bewegung unterhalten können, ohne außer Atem zu kommen.

Ausklang

Die Trainingsstunde klingt mit langsamen Bewegungen aus, damit der Körper Zeit hat, sich auf Ruhe umzustellen. Während der Bewegung werden Kreislauf- und Herztätigkeit angeregt, und die Blutgefäße werden vermehrt mit Blut gefüllt und dadurch weit. Hört man plötzlich mit den Bewegungen auf, dann kommt es durch die Gefäßerweiterung zu einer abrupten Senkung des Blutdrucks, was zu einem Kollaps führen kann.

– Richtlinien für die Durchführung des Ausdauertrainings

- Trainieren Sie frühestens eineinhalb Stunden nach einer Mahlzeit.
- Falls Sie sich das Rauchen noch nicht abgewöhnt haben, dann rauchen Sie wenigsten eine Stunde vor dem Sport oder vor Ihren Übungen nicht, denn Nikotin verengt die Gefäße.
- Führen Sie immer das Aufwärm- und Ausklangtraining durch.
- Trinken Sie vor und nach dem Sport ausreichend (am besten Wasser).
- Vermeiden Sie ruckartige, unkontrollierte und belastende Bewegungen.
- Unterbrechen Sie das Training, wenn Sie sich nicht wohl fühlen und wenn Sie Herzbeschwerden bekommen.
- Wird das Atmen schwierig, dann unterbrechen Sie nicht das Training, sondern reduzieren Sie das Tempo.
- Atmen Sie immer durch die Nase ein. Die Nase erwärmt, befeuchtet und reinigt die eingeatmete Luft. Bei kaltem Wetter vermeiden Sie ein Training im Freien, weil die eingeatmete kalte Luft die Gefäße verengt und damit das Herz belastet.
- Achten Sie beim Training immer auf frische Luft.
- Üben Sie nicht mit Ehrgeiz und unter Leistungsdruck, sondern entspannt und mit Freude.

– Wirkungen des Ausdauertrainings

Das Herzschlagvolumen

- Ökonomisierung und Stabilisierung der Herz-Kreislauf-Tätigkeit: Eine erhöhte Anzahl von *Kapillaren* (kleine Gefäße) werden geöffnet, wodurch die Durchblutung im Herzmuskel und im ganzen Körper gesteigert wird. Das *Herzschlag olumen* wird größer, das heißt, dass das Herz bei einem Schlag mehr Blutvolumen in den Körper pumpen kann. Daher muss es weniger oft schlagen, was sich durch einen niedrigeren Puls bemerkbar macht.
- Physische und psychische Entspannung.
- Bessere Leistungsfähigkeit und erhöhte Entspannungsfähigkeit: Die Umstellung von der Aktivität des *Sympathikus* auf den *Para-*

sympathikus und umgekehrt funktioniert rascher. Bei Belastung steigt der Puls rascher an, anschließend stellt sich wieder rasch der Ruhepuls ein.
- Vertiefung der Atmung.
- Normalisierung des Blutdrucks.
- Besseres Einschätzen der eigenen Leistungsfähigkeit.

Die Wirkungen des Ausdauertrainings werden durch die Übungen von *Yoga im täglichen Leben* beschleunigt, verstärkt und vertieft. Ausdauersport ist eine empfehlenswerte Ergänzung zu dem Yoga-Übungsprogramm.

Die drei Trainingsphasen

In der Herz-Rehabilitation unterscheidet man folgende drei Trainingsphasen. Nach diesen Phasen sind auch die drei Übungsprogramme von *Yoga im täglichen Leben* aufgebaut.

1. *Adaptationsphase*: Sie dauert 2-4 Wochen und dient der Vorbereitung auf das Herz-Kreislauf-Training. Die Übenden sollen langsam und mit nur wenig Belastung auf Ausdauerleistung vorbereitet werden. Das Training dauert zwischen 20 und 30 Minuten.
2. *Aufbauphase*: Die Leistungsfähigkeit und die Bewegungsökonomie sollen verbessert werden. Der Übende soll eine gute Selbsteinschätzung der körperlichen Belastbarkeit erlernen. Die *allgemeine aerobe Ausdauer* soll ohne eine größere Kreislaufbelastung verbessert werden. Das Training dauert zwischen 30 und 40 Minuten.
3. *Stabilisationsphase*: Der Anspruch auf Qualität und Koordination der Bewegungen ist etwas höher, und das Ausdauertraining nimmt an Umfang zu. Das Training wird je nach Kondition langsam bis auf 60 Minuten gesteigert. Immer aber bilden die individuellen Signale der Dauerleistungsgrenze (Atmung, Wohlbefinden und Puls) das Limit.

Theoretische Grundlagen zu den Übungen

Die Bedeutung der Entspannung

Stress und Angst

Stress und Angst sind die beiden Hauptgründe dafür, dass sich die meisten Menschen nicht entspannen können. Stress kann zwar heilsam sein, aber nur wenn seine Dauer und sein Ausmaß die jeweilige Belastungsgrenze nicht überschreiten. Wir sprechen von *Eustress*, wenn die an uns gestellten Anforderungen aktivierend und motivierend auf uns wirken. Übermäßiger Stress (*Disstress*) stellt jedoch einen Risikofaktor für zahlreiche Krankheiten dar, besonders aber für Herzerkrankungen. Angst ist ein Zustand, der als unangenehm oder bedrohlich erlebt wird. Zumeist basiert Angst auf Unwissenheit, negativen Gedanken und Unsicherheit und nicht auf einer realen Gefahr. Negative Erfahrungen, Unwissenheit oder ein vermindertes Selbstwertgefühl bewirken negative Gedanken, die in uns Angst hervorrufen.

Entspannung

Die Entspannungsfähigkeit hat in der Vorsorge und Rehabilitation für Herzerkrankungen einen hohen Stellenwert. Laut Weltgesundheitsorganisation (WHO) ist eine mangelnde Entspannungsfähigkeit eine sehr häufige Ursache für Erkrankungen. Das Übungsprogramm von *Yoga im täglichen Leben* hat sich auf diesem Gebiet schon vielfach bewährt. Nicht nur die Entspannungsübungen, sondern auch Atemübungen, *Asanas* (Körperübungen) und Meditation entwickeln und unterstützen die Entspannungsfähigkeit.

Jede Yoga-Übungsstunde wird durch eine Entspannung eingeleitet. Dabei lernt der Übende, seine Sinne von der Außenwelt zurückzuziehen und seine Aufmerksamkeit ganz auf sich selbst zu lenken. Durch die bewusste Wahrnehmung des Körpers und der Körperspannungen wird die Entspannungsfähigkeit entwickelt. Der entspannte Zustand reguliert die Funktion aller Organe und vertieft die Atmung. Auch zwischen den Übungen ermöglichen kurze Entspannungspausen, dass sich die Wirkung der jeweiligen Übung voll entfalten und vom Übenden bewusst wahrgenommen werden kann. Zum Abschluss der *Asanas* werden ebenfalls einige Minuten der Entspannung gewidmet. Nach einer Phase der Aktivität soll der Körper genügend Zeit bekommen, um sich wieder auf Ruhe und Entspannung umstellen zu können. Die Zeit, die er dafür benötigt, wird mit zunehmender Entspannungsfähigkeit immer kürzer, so dass der Körper nach einiger Übung nur mehr kurze Zeit benötigt, um sich wieder vollständig zu regenerieren.

Atemübungen

Asanas

Meditation

Die an die Entspannungsübung anschließenden Atemübungen vertiefen den Zustand der Entspannung. Entspannung wird aber auch durch die *Asanas* erreicht. Stress, Angst und erhöhte Körperspannung stehen miteinander in einem unmittelbaren Zusammenhang. Im Spannungszustand ist der *sympathische* Teil des vegetativen Nervensystems aktiv. Die bewusst durchgeführten dynamischen Bewegungen und Körperstellungen regulieren die Muskelspannungen und harmonisieren die Atmung sowie die Aktivität des vegetativen Nervensystems zugunsten der Aktivität des *Parasympathikus*. Meditation verhilft nicht nur zu einer tiefen Entspannung, sondern auch zu einer Steigerung des Selbstwertgefühls und zur Bewältigung von Ängsten.

– Wirkungen der Entspannungsübungen

- Sensibilisierung für den körperlichen und geistigen Spannungszustand.
- Entwicklung eines bewussten Gesundheitsverhaltens.
- Abbau von Angst und Stress.
- Regulierung der Muskelspannung.
- Vegetative Umschaltung im Sinne der Aktivierung der *parasympathischen* Funktion.
- Erweiterung der Gefäße, wodurch die Durchblutung verbessert wird und ein Wärmegefühl entsteht.
- Atemregulation: Die Atmung wird vertieft, die *Yoga-Vollatmung* entwickelt sich, die Atemfrequenz sinkt, die Atmung wird langsamer und effizienter.
- Kreislauf-Regulation: Die Herzfrequenz sinkt um bis zu sechs Schläge pro Minute. Der Blutdruck wird normalisiert.
- Entspannung der Organe und damit eine Regeneration lebenswichtiger Körperfunktionen.
- Einfluss auf die Gehirnströme: Das *Elektroenzephalogramm* (EEG) zeigt eine eindeutig nachweisbare Abnahme der Frequenz und Amplitude der Gehirnwellen – ähnlich wie im Schlaf.
- Geistige Entspannung: Beruhigung von Gedanken und Emotionen.
- Entwicklung einer neuen positiven Lebenseinstellung und Selbsteinschätzung.
- Schaffung einer Grundlage für Wohlbefinden, Lebensfreude und Lebensqualität.

Die Bedeutung der Yoga-Vollatmung

Die richtige Atmung wird im Yoga ganz in den Mittelpunkt gestellt. Eine physiologische Atmung ist Voraussetzung für die Gesundheit. Die Atmung beeinflusst alle anderen Körperfunktionen, und umgekehrt wirken sich jegliche Funktionsstörungen im Körper auf den Atemvorgang aus. Aber auch Gedanken und Emotionen beeinflussen die Atmung. Angst, Aufregung und Stress erhöhen die Atemfrequenz und lassen die Atmung flach werden (Brustkorbatmung). Entspannung wiederum führt zu einer tiefen Bauchatmung, beziehungsweise zur *Yoga-Vollatmung*.

Einfluss auf den Atemvorgang

Bei den Atemübungen im Yoga wird die Tatsache ausgenützt, dass sich der Atemvorgang, der normalerweise automatisch funktioniert, willentlich beeinflussen lässt. Durch bewusst tief und langsam durchgeführte Atemzüge beruhigt sich der Herzschlag, die Durchblutung wird angeregt, der *Parasympathikus* aktiviert, und die Muskulatur entspannt sich. Wir können also willentlich die Atemtiefe, die Atemfrequenz und auch die Richtung der Atmung beeinflussen.

Die meisten Menschen atmen zu flach. Das bedeutet, dass sie die Atmung nur in den oberen und mittleren Teil des Brustkorbs lenken (Schlüsselbein- und Brustkorbatmung). Hierbei wird nur ein Teil der Lungen belüftet, so dass der Stoffwechselaustausch nicht ausreichend stattfindet. Flachere Atmung erfordert ein rascheres Atmen, um ausreichend Luft zu bekommen. Eine höhere Atemfrequenz erzeugt Muskelspannungen, einen physischen und psychischen Stress und eine vermehrte Herzbelastung. In diesem Zustand leben sehr viele Menschen, ohne es zu bemerken, da sie das Gefühl der Entspannung gar nicht mehr kennen.

Die Yogavollatmung

Im Übungsprogramm von *Yoga im täglichen Leben* wird die *Yoga-Vollatmung* geübt, die gesündeste Art zu atmen, weil dabei die Lungen ausreichend belüftet werden. Die *Yoga-Vollatmung* umfasst die Atmung in den Bauch, in den Rücken und in den mittleren und oberen Bereich des Brustkorbs:

Einatmen

- Bei der Einatmung (*Puraka*) wird der Bauchraum weit, weil sich das Zwerchfell anspannt und sich dabei in Richtung Bauchraum bewegt. Auch der Brustraum wird weit, weil sich die Zwischenrippenmuskulatur anspannt und die Rippen sich anheben. Die Einatmung ist der aktive Teil der Atmung.

Ausatmen

- Bei der Ausatmung *(Rechaka)* wird der Brustkorb schmal, weil sich die Atemmuskeln wieder entspannen und die Rippen sich senken. Auch der Bauchraum wird wieder schmäler, weil sich das

Zwerchfell entspannt und wie eine Kuppel in den Brustraum wölbt. Die Ausatmung ist der passive Teil der Atmung, der mit Entspannung verbunden ist. Bei zunehmender Entspannung dauert die Ausatmung ungefähr doppelt so lang wie die Einatmung.

– Ein- und Ausatmung gehen in eine Atempause über, eine wichtige Phase der Erholung. Besonders nach der Ausatmung soll die Atempause so lange gehalten werden, bis sich der Impuls zur nächsten Einatmung ganz von selbst einstellt. Dadurch wird der gesamte Atemvorgang langsamer, effizienter und kräftiger. Die Atempause soll aber nicht mit dem Anhalten des Atems verwechselt werden.

Atempause

Atem anhalten

Das bewusste Anhalten des Atems (*Kumbhaka*) ist eine spezielle und sehr wirkungsvolle Atemtechnik im Yoga. *Kumbhaka* hat einen regulierenden Einfluss auf den Blutdruck, die Herzfrequenz, den *Metabolismus* (Stoffwechsel), das vegetative Nervensystem und die Atemfrequenz. Das gesamte Atemsystem wird gestärkt, die Lungenfunktion gefördert und die Vitalkapazität gesteigert.

➤ **Achtung**: Bei Herzerkrankungen, hohem Blutdruck oder einem geschwächten Herzen darf Kumbhaka wegen der vermehrten Herzbelastung nicht durchgeführt werden!

Auch durch das Üben der *Asanas* entwickelt sich eine gesunde Atmung. *Asanas* werden stets in Koordination mit der Atmung durchgeführt. Atmung und Bewegung unterstützen einander sehr wirkungsvoll. Dynamisch durchgeführte Bewegungen fördern einen entspannten und tiefen Atemfluss. Die unterschiedlichen Positionen lenken die Atmung jeweils in den gedehnten Bereich des Brustkorbs. Dadurch wird die Atmung automatisch vertieft, verlangsamt und die Atemluft in alle Bereiche der Lungen verteilt.

Asanas (Körperübungen)

Anregung der Durchblutung

Für die Gesunderhaltung des Herzens spielt die regelmäßige Durchführung von *Asanas* eine wichtige Rolle. Sie regen den Kreislauf an und fördern dadurch auch die Durchblutung des Herzmuskels. *Asanas* aktivieren die Herzarbeit und erhöhen das Herzminutenvolumen (HMV). Das bedeutet, dass der Herzmuskel pro Herzschlag eine größere Menge Blut in den Körperkreislauf pumpen kann. Die Herzarbeit wird dadurch ökonomischer, da mit weniger Herzschlägen mehr Blut im Körper transportiert wird. Ein Mensch, der regelmäßig Bewegung macht, hat daher einen niedrigeren Ruhepuls (ca. 60 Schläge pro Minute) als ein Untrainierter (80-90 Schläge pro Minute).

Harmonisierung des vegetativen Nervensystems

Bei der Ausführung von *Asanas* wird die Durchblutung im ganzen Körper gefördert. Kleine Gefäße (*Kapillare*) werden vermehrt geöffnet und in den Blutkreislauf mit einbezogen, was eine Entlastung für das Herz bedeutet. *Asanas* aktivieren und harmonisieren das vegetative Nervensystem und damit die Aktivität des *Sympathikus* und des *Parasympathikus*. Bei Bedarf wird das Herz leistungsfähiger: Puls und Blutdruck können durch die Aktivität des *sympathischen* Nervensystems rasch auf das notwendige Maß ansteigen. Nach Beendigung der Leistungsanforderung stellt sich das trainierte Herz durch die Reaktion des *parasympathischen* Nervensystems ebenso schnell wieder auf Entspannung ein (innerhalb von etwa drei Minuten), so dass die wichtige Phase der Erholung eintreten kann. Ein untrainiertes Herz kann sich nicht so schnell auf Ruhe umstellen. Puls und Blutdruck bleiben auch in der Ruhephase für längere Zeit erhöht.

Verbesserung des Körpergefühls und der Selbsteinschätzung

Durch die Übung von *Asanas* werden das Körpergefühl und das Gefühl für die eigene Leistungsfähigkeit verbessert. Die eigenen Grenzen zu erkennen ist bei Herzerkrankungen oder nach einem Herzinfarkt besonders wichtig. Viele Menschen können die Todesangst, die sie beim Infarkt erfahren haben, psychisch nicht verarbeiten. Die erlebte Angst sollte im Idealfall zu einem gesundheitsbewussteren Leben führen, nicht aber zu einem das Leben einschränkenden Begleiter werden. Oft sind die Menschen jedoch enttäuscht von ihrer vermeintlich unzureichenden Leistungsfähigkeit und reagieren mit Ängstlichkeit und Depression. Diese Menschen trauen sich selbst nicht mehr viel zu und haben meist auch jegliches Selbstwertgefühl verloren. In diesem Fall sind *Asanas* besonders hilfreich. Sie erwecken im Übenden wieder Freude an der Bewegung, Vertrauen in die eigene Leistungsfähigkeit und stärken dadurch sein Selbstbewusstsein. Eine andere häufig vorkommende Reaktionsweise ist das Bagatellisieren des Krankheitsgeschehens. Rasch werden die Warnsignale des Körpers vergessen und die alten Lebensgewohnheiten wieder aufgenommen. Hier „bremsen" die langsam und bewusst durchgeführten *Asanas* die gewohnte, hastige Lebensweise. Konzentriert durchgeführte Yoga-Übungen, verbunden mit bewusster Atemführung, beruhigen den Geist, harmonisieren die Muskelspannung, bringen die Funktion des vegetativen Nervensystems ins Gleichgewicht und führen zu einer ausgeglichenen Herz-Kreislauf-Funktion.

Förderung des venösen Kreislaufs

Asanas fördern auch den venösen Kreislauf. Besonders jene Körperstellungen, bei denen die Beine angehoben werden, unterstützen den Blutstrom zum Herzen und entlasten damit die Venen und die Herzarbeit. Allerdings sollen solche *Asanas* nicht unmittelbar nach einer akuten Herzerkrankung durchgeführt werden, weil sich der vermehrte Blutstrom für ein geschwächtes Herz auch belastend auswirken kann.

Verbesserung der Atmung

Asanas verbessern und vertiefen die Atmung, wodurch das gesamte Herz-Kreislauf-System und der Stoffwechsel angeregt werden. Die Atmung ist ein „Motor" unserer Lebensenergie. Eine gesunde Atmung leistet den größten Beitrag zu körperlichem und geistigem Wohlbefinden und zum Ausmaß unserer Vitalität.

Lösen von Verspannungen

Herzerkrankungen gehen fast immer mit Muskelverspannungen einher. Häufig davon betroffen sind die Nacken- und Rückenmuskulatur. Muskelverspannungen schränken nicht nur die Beweglichkeit ein, sondern komprimieren auch die Blutgefäße. Das führt zu einer mangelnden Durchblutung und Störung der normalen, natürlichen Bewegungen. Durch *Asanas* werden Verspannungen gelöst und verkürzte Muskeln gedehnt, wodurch Bewegungen wieder ungehindert und harmonisch ausgeführt werden können.

Asanas führen zu vermehrter körperlicher und geistiger Ruhe und Kraft. Sie fördern das Verständnis für den eigenen Körper und schulen die Fähigkeit der Beobachtung unserer Gefühle und Gedanken. Dadurch können wir diese leichter kontrollieren und in eine positive Richtung lenken. Sie fördern die Konzentration und ein physisches und psychisches Gleichgewicht.

Aus all diesen Gründen können Sie durch das Üben von *Asanas* außerordentlich viel zur Gesundheit Ihres Herzens beitragen.

Pranayama

Pranayamas sind spezielle Yoga-Atemtechniken.

Prana

Prana bedeutet Atem, Lebensenergie, Vitalität; *ayama* heißt kontrollieren und regulieren. Jedes Atom ist von *Prana* durchdrungen. *Prana* ist die verbindende Kraft zwischen Körper, Geist und Bewusstsein. Wir nehmen *Prana* mit der Nahrung sowie durch die Einatmung aus unserem Umfeld auf. *Prana* in reinster Form können wir durch das Essen von Salat, Gemüse, Früchten, Getreide und Nüssen in uns aufnehmen, die unter biologischen Verhältnissen im Sonnen- und Mondlicht gereift sind. Durch unsere Gedanken und Gefühle kann das reine *Prana*, das wir in uns aufnehmen, jedoch qualitativ verändert oder in seinem Fluss blockiert werden. So wie Staubteilchen die Luft verunreinigen, so wird *Prana* durch negative Gedanken, Angst, Zorn, Ärger usw. verunreinigt. Auch das Essen von Fleisch verändert die Qualität des *Prana*, denn mit dem Fleischkonsum werden auch die Ängste des geschlachteten Tieres aufgenommen.

Der Einfluss der Nahrung

Das Wichtigste, das wir für unsere Gesundheit tun können, ist dafür zu sorgen, dass wir möglichst reines *Prana* in unseren Körper aufnehmen und dieses durch *Asanas*, *Pranayamas*, Meditation, eine positive Lebensweise und Lebenseinstellung rein erhalten.

Die Atemluft

Neben einer gesundheitsbewussten Nahrungsaufnahme ist auch die Luft, die wir einatmen, für unsere Gesundheit von großer Bedeutung. Wir alle wissen, wie wichtig und wohltuend ein Spaziergang an der frischen Luft ist. Körper und Geist tanken dabei vermehrt Lebensenergie und insbesondere Sauerstoff. Ein gewisser Gehalt an Sauerstoff in der Atemluft und im Blut ist lebenswichtig für ein gesundes Herz. Sauerstoffarmes Blut ist eine der Hauptursachen für eine Schädigung der Gefäße und in weiterer Folge für *koronare Herzerkrankungen*. Durch *Pranayama* wird die Lungenkapazität und die mit jedem Atemzug aufgenommene Sauerstoffmenge vergrößert. Außerdem wird blockierte Lebensenergie zum Fließen gebracht. Entspannung, *Yoga-Vollatmung*, *Asanas* und *Pranayamas* begünstigen einen gesunden *Prana-Fluss*. Blockiertes *Prana* ist die Ursache von körperlichen und psychischen Erkrankungen. Wir können diesen Vorgang mit einem fließenden Bach vergleichen, der ständig frisches Wasser von einer reinen Quelle aufnimmt und Verschmutzungen aus der Umwelt hinwegschwemmt. Stehendes Wasser hingegen nimmt rasch einen üblen Geruch an.

Blockierte Lebensenergie

Energie wird für uns erst wahrnehmbar, wenn sie in Bewegung ist. Fließt unsere Lebensenergie, dann fühlen wir uns wohl, gesund und voller Lebenskraft. *Pranayama* aktiviert, kontrolliert und reguliert den Atemfluss.

Gedanken und Gefühle

Wie schon erwähnt, können wir unser *Prana* auch durch negative Gedanken und Gefühle verunreinigen. *Pranayama* und Meditation verhelfen uns zu einer positiven und gesunden Gedanken- und Gefühlswelt, in der wir uns wohl und gesund fühlen.

Ebenso wichtig wie die Aufnahme von *Prana* und seine Verteilung in unserem Körper ist die Abgabe von *Prana*.

Apana Prana wird jene Energie genannt, die für die Ausatmung und die Ausscheidungen verantwortlich ist. So wie ein Fluss Verunreinigungen abtransportieren muss, um rein zu bleiben, so ist es auch notwendig, dass unser Körper verbrauchte Energie abgibt.

Die Ausatmung

Eine ausreichend tiefe Ausatmung ist ebenso wichtig wie das Einatmen. *Pranayama* verhilft zu einer langen, tiefen und entspannten Ausatmung. Menschen, die verspannt, nervös und gestresst sind, atmen fast immer zu flach. Das Problem dieser Menschen ist, dass sie nicht genügend ausatmen, wodurch der gesamte Atemvorgang eingeschränkt wird. Ausatmen ist verbunden mit Loslassen, Abgeben und Entspannen. Eben dazu sind viele Menschen nicht mehr in der Lage. Oft hilft sich der Körper selbst, indem er uns unwillkürlich gähnen oder tief seufzen lässt – ein Hilferuf des Körpers nach tieferer Atmung! Tiefes Durchatmen erleichtert uns tatsächlich, denn der *Prana-Fluss* wird wieder angeregt.

Die Atempause

Nach jeder Ein- und Ausatmung stellt sich eine natürliche Atempause ein. Während der Entspannung wird die Atempause länger, bei sportlicher Belastung oder bei Aufregung verschwindet die Atempause ganz. Ist der Zustand der körperlichen oder psychischen Belastung vorüber, sollte sich möglichst rasch wieder die Atempause einstellen. Denn in der Atempause erholt sich der Körper, und *Vyana Prana* wird aktiviert.

Vyana Prana stärkt das Nervensystem und regt den Kreislauf an. Fehlt die Atempause, kommt es zu einer Störung von *Vyana Prana*.

Folgende Atemübung aktiviert *Vyana Prana*:

- Atmen Sie tief ein und aus.
- Atmen Sie ein und nehmen Sie ganz bewusst die Atempause wahr, ohne den Atem anzuhalten.

– Atmen Sie aus und nehmen Sie wieder ganz bewusst die Atempause wahr, ohne den Atem anzuhalten.

Führen Sie diese bewusste Atemübung einige Minuten lang, beziehungsweise so lange es Ihnen angenehm ist, durch. Nehmen Sie die körperliche und geistige Ruhe und Entspannung wahr, die sich besonders während der Atempause einstellt. Je entspannter Sie werden, um so länger dauert die Atempause. In dieser Pause regeneriert sich der ganze Körper.

Diese Atemübung können Sie mehrmals täglich durchführen.

➤ **Achtung**: Die Übung soll Ihnen leichtfallen und für Sie angenehm sein. Falls Sie dabei Beschwerden haben, beenden Sie die Übung.

Drei weitere Übungen wirken beruhigend und stärkend auf das Nervensystem und unterstützen eine gesunde Herzaktivität:

– Bhramari Pranayama

Atmung mit Summton

– Nehmen Sie eine bequeme Sitzposition ein. Der Rücken ist gerade und entspannt.
– Verschließen Sie mit den Zeigefingern die Ohren.
– Atmen Sie tief ein und lassen Sie mit geschlossenem Mund den Atem mit einem Summton (wie das Summen einer Biene) durch die Nase ausströmen.
– Führen Sie die Übung 5 Atemzüge lang durch.
– Verweilen Sie noch einige Minuten mit normaler Atmung und halten Sie die Ohren weiterhin verschlossen.
– Nehmen Sie den inneren Klang wahr.

Diese Übung können Sie mehrmals täglich durchführen.

Bei Schlafstörungen kann man *Bhramari Pranayama* 5-10 Minuten lang vor dem Schlafengehen üben.

– Shitkari Pranayama

Atmung durch die Zähne

– Nehmen Sie eine bequeme Sitzposition ein. Der Rücken ist gerade.
– Öffnen Sie leicht die Lippen und atmen Sie langsam und tief durch die Zähne ein und durch die Nase wieder aus.

Einen ähnlich ausgleichenden Effekt auf das Herz-Kreislauf-System hat:

– Shitali Pranayama

Zunge rollen

Dabei wird die Zunge herausgestreckt und zu einer Röhre längs zusammengerollt. Sie atmen durch den Mund ein und durch die Nase wieder aus.

Diese beiden Übungen können Sie mehrmals täglich 1-3 Minuten lang durchführen.

➤ **Achtung**: Shitkari Pranayama und Shitali Pranayama sollen nur in den warmen Jahreszeiten durchgeführt werden, da sie eine stark kühlende Wirkung auf das Atemsystem und auf den Halsbereich haben. Bei Halserkrankungen sollen diese Übungen nicht durchgeführt werden.

– Nadi Shodhana

Die Basisübung von *Pranayama* gemäß dem System *Yoga im täglichen Leben* ist *Nadi Shodhana*[4].

Nadi Shodhana bedeutet „Nervenreinigung". Die Yogawissenschaft kennt 72.000 *Nadis* (Energiebahnen), durch die *Prana*, Lebensenergie, in unserem Körper fließt. Sind alle *Nadis* geöffnet und fließt reines *Prana* gleichmäßig in allen Bereichen des Körpers, dann fühlen wir uns rundum gesund. Mittels *Nadi Shodhana* können wir Einfluss auf die drei *Hauptnadis* nehmen. Aktivieren und regulieren wir das *Prana* in diesen drei *Nadis*, dann harmonisieren wir damit den *Prana-Fluss* des ganzen Körpers.

Die drei Hauptnadis

Die drei *Hauptnadis* sind *Ida, Pingala* und *Sushumna.*

Ida wird durch die Atmung durch das linke Nasenloch aktiviert und steht in einem direkten Zusammenhang mit dem *parasympathischen* Nervensystem. Die Atmung durch das linke Nasenloch wirkt daher beruhigend. *Pingala* wird durch die Atmung durch das rechte Nasenloch aktiviert und korrespondiert mit dem *sympathischen* Nervensystem. Die Atmung durch das rechte Nasenloch hat daher eine aktivierende Wirkung auf den Körper. *Sushumna* verläuft entlang der Wirbelsäule und steht mit dem zentralen Nervensystem in Verbindung.

4 Im Übungsteil wird die Durchführung der ersten drei Stufen von *Nadi Shodhana* sowie *Ujjayi Pranayama* beschrieben, da diese Techniken eine besonders günstige Wirkung auf das Herz haben. Die vollständige Beschreibung aller Atemtechniken finden Sie im Buch „Yoga im täglichen Leben – das System", Ibera Verlag, Wien. Es ist empfehlenswert, *Pranayama* unter der Anleitung eines Yogalehrers zu erlernen.

Daher können wir durch *Nadi Shodhana* regulierend auf unser gesamtes Nervensystem einwirken. *Nadi Shodhana* hat eine harmonisierende Wirkung auf die Herztätigkeit. Es ist deshalb eine äußerst empfehlenswerte Technik zur Unterstützung einer gesunden Herzfunktion. Es wirkt außerdem beruhigend auf die Psyche, stärkt unser Abwehrsystem und reinigt die Gedanken.

Meditation für das Herz

Ayurveda

Die Bedeutung der Meditation für unsere Gesundheit ist in der westlichen Medizin nicht so bekannt wie zum Beispiel im *Ayur eda*. *Ayur* bedeutet Leben, und *Veda* ist das Wissen. *Ayur eda* ist eine ganzheitliche medizinische Wissenschaft, die ihren Ursprung in Indien hat. In der *ayur edischen* Medizin gehört Yoga mit Entspannung, *Asanas*, *Pranayama* und Meditation zur hilfreichsten Gesundheitsvorsorge, Therapie und Rehabilitation.

Im Jänner 2002 fand in unserem Yogazentrum in Jadan[5] ein großer internationaler Gesundheitskongress statt. Namhafte Ärzte berichteten über ihre Erfahrungen mit Yoga, darunter auch ein Internist, der seine Studie über die Wirkungen von Yoga auf das Herz-Kreislauf-System vorstellte: 120 Patienten mit einer Herzerkrankung übten täglich Entspannung, *Asanas*, *Pranayamas* und Meditation. Außerdem hielten sie sich an eine rein vegetarische Kost und nahmen täglich nicht mehr als 1500 kcal zu sich. Ein täglicher Spaziergang von mindestens vier Kilometern wurde ebenfalls angeordnet. Bei allen Teilnehmern hatte dieses Programm eine deutliche Verbesserung der Herz-Kreislauf-Tätigkeit zur Folge.

Die Bedeutung der Meditation wurde von fast allen Vortragenden hervorgehoben.

Zahlreiche Untersuchungen bestätigen, dass die elektro-magnetischen Schwingungen des Herzens und des Gehirns durch Meditation positiv beeinflusst werden. Die Wirkungen der Meditation sind wissenschaftlich erwiesen, jeder Meditierende kann sie aber auch nach einiger Übung deutlich wahrnehmen.

5 OM Vishwa Deep Gurukul Swami Maheshwarananda Ashram, Education and Research Center, Rajasthan/Indien

Voraussetzungen der Meditation

Eine wichtige Voraussetzung für eine erfolgreiche Meditation ist, dass zuvor Körper und Geist durch Entspannung, *Asanas* und *Pranayamas* ins Gleichgewicht gebracht werden. Nehmen Sie als Vergleich einen See, dessen Wasseroberfläche einen regen Wellengang zeigt. Erst wenn die Wellen verebben und die Wasseroberfläche ruhig und glatt wird, können wir erkennen, was sich am Grund des Sees befindet, und danach tauchen. Entspannung, *Asanas* und *Pranayamas* beruhigen die Wellen unserer Gedanken und Gefühle. Dann kann der Meditierende leichter tief in sein Inneres hinein tauchen und Eigenschaften und Denkmuster entdecken, die ihm bis dahin noch nicht bewusst waren. *Meditor* heißt überdenken, und *medium* bedeutet Mitte. Bei der Meditation lösen wir uns vom äußeren Tun und stellen uns gewissermaßen in unsere innere Mitte, um Beobachter der Vorgänge in uns selbst zu werden. Dadurch lernen wir unser Leben, uns selbst und auch die anderen besser zu verstehen. Durch Meditation können wir die Ursachen für Verletzungen erkennen und die Wunden unseres Herzens heilen. Schließlich können wir durch Meditation unser wahres Wesen entdecken.

Die wirksamste Meditation ist die *Mantra*-Meditation. Das Wort *Mantra* kommt aus dem Sanskrit und bedeutet „den Geist befreien". Das *Mantra* kann aus einer Silbe, einem Wort oder einem ganzen Satz bestehen. Die Schwingung der Wörter besitzt eine starke Kraft und unterstützt uns bei der Innenschau. Es gibt allgemeine *Mantras*, wie beispielsweise OM SHANTI (OM Frieden), OM SOHAM (OM – Das bin ich), und das persönliche *Mantra*, das man von seinem Yogameister erhält.

Die Übungsprogramme

Im Folgenden werden drei Übungsprogramme beschrieben.

Jedes Übungsprogramm beginnt mit Entspannung. Diese ist eine wichtige Voraussetzung für die richtige Durchführung und entsprechende Wirkung der nachfolgenden *Asanas*. Anschließend folgt eine Atemübung, die dazu dient, den Atemvorgang bewusst zu machen und die richtige Atmung einzuüben. Die Atemübung unterstützt die Entspannung und vertieft die Wirkungen der anschließend durchgeführten *Asanas*. Das Programm wird mit dem Üben von *Pranayama* und einer Meditation beendet.

Das erste Programm

Das erste Programm wird im Sitzen geübt. Es ist besonders für jene Personen geeignet, die ihr Herz nicht stark belasten dürfen oder können, weil sie beispielsweise nach einer Herzerkrankung oder einer anderen längeren Krankheit geschwächt sind. Es ist auch für all jene geeignet, die gerne im Sitzen üben oder Übungen im Büro in kurzen Arbeitspausen durchführen möchten.

Das zweite Programm

Das zweite Übungsprogramm ist ein einfaches Kreislauf-Training mit dem Zweck, eine gesunde, ausgewogene Herz-Kreislauf-Leistung zu erhalten oder zu erreichen. Es dient als Basisprogramm für jeden Gesunden und als aufbauendes Übungsprogramm nach dem Programm im Sitzen. Auch als Ausgleichsprogramm für Sportler hat es sich sehr bewährt.

Das dritte Programm

Das dritte Übungsprogramm baut auf dem zweiten Programm auf. Es stellt eine etwas erhöhte Anforderung an die Muskelaktivität und die Herz-Kreislauf-Leistung und kann entsprechend der jeweiligen Kondition gesteigert werden.

Bevor Sie mit dem Übungsprogramm beginnen, beachten Sie bitte folgende Hinweise:

Wichtige Hinweise

♦ Wenn Sie eine Herzkrankheit hatten, zur Zeit an einer Erkrankung leiden, einen Herzschrittmacher haben oder längere Zeit körperlich inaktiv waren, dann beginnen Sie mit dem Übungsprogramm nur nach vorheriger Konsultation mit Ihrem Arzt. Der Arzt soll auch entscheiden, welches Programm für Sie geeignet ist und wie oft und wie lange Sie es üben sollen.

Umfeld

♦ Führen Sie Ihr Übungsprogramm möglichst täglich durch. Suchen Sie sich dafür einen ruhigen Ort und gestalten Sie sich Ihr Umfeld so angenehm wie möglich, damit Sie Freude an den Übungen haben. Der Raum sollte gut gelüftet und angenehm temperiert sein. Tragen Sie bequeme, nicht einengende Übungskleidung.

♦ Schöpfen Sie Ihre Leistungsfähigkeit nur zu zirka 50% aus. Die Übungen sollten nur soweit anstrengend sein, dass Sie sich trotzdem problemlos mit jemandem unterhalten können, ohne kurzatmig zu werden. Bei regelmäßiger Übung wird sich Ihre Kondition allmählich verbessern und damit auch Ihre Leistungsfähigkeit.

Das rechte Maß

♦ Achten Sie auf Ihre Atmung und das Schwitzen. Wenn Sie kurzatmig werden und zu schwitzen beginnen, strengen Sie Ihren Körper zu sehr an. Die Atmung soll stets durch die Nase möglich sein. Sobald Sie durch den Mund atmen müssen, um genügend Luft zu bekommen, verringern Sie die Übungen bezüglich Anzahl oder Intensität.

♦ Üben Sie nie direkt nach dem Essen. Solange der Körper mit der Verdauung beschäftigt ist, ist das Herz weniger durchblutet. Lassen Sie mindestens zwei Stunden zwischen Mahlzeit und Übungen verstreichen.

♦ Hören Sie sofort mit dem Üben auf, wenn Sie Brustbeschwerden, Herzklopfen, Beklemmungsgefühle, Atemnot oder Schwindel verspüren.

Übungsprogramm 1 – Übungen im Sitzen

■ **Grundstellung:** Setzen Sie sich auf einen Sessel, auf dem Sie bequem sitzen können. Er soll so hoch sein, dass die Füße auf dem Boden stehen und die Unterschenkel senkrecht sind. Der Rücken soll gerade, entspannt und möglichst nicht angelehnt sein. Die Hände liegen bequem auf den Oberschenkeln.

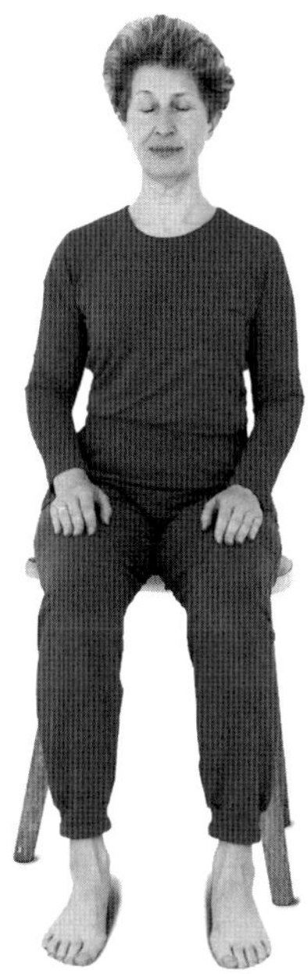

ENTSPANNUNGSÜBUNG

- Schließen Sie die Augen und fühlen Sie bewusst Ihren ganzen Körper – von den Füßen bis zum Kopf und vom Kopf bis zu den Füßen. Entspannen Sie Ihren Körper und nehmen Sie die Bewegungslosigkeit des ganzen Körpers wahr.
- Lenken Sie dann Ihre Aufmerksamkeit auf die linke Hand. Spüren Sie bewusst die ganze linke Hand – jeden einzelnen Finger, den Handrücken, die Handfläche und das Handgelenk. Entspannen Sie Ihre ganze linke Hand.

- Entspannen Sie den ganzen linken Arm bis hinauf zur linken Schulter.
- Gehen Sie mit Ihrer Aufmerksamkeit zur rechten Hand. Entspannen Sie die rechte Hand und den ganzen rechten Arm.
- Entspannen Sie Ihre Nacken- und Halsmuskeln.
- Entspannen Sie Ihren ganzen Kopf.

- Entspannen Sie Ihr Gesicht: die Stirn, die Schläfen, die Augen, die Augenlider, die Wangen, die Nase, die Lippen, die Zunge und das Kiefergelenk.
- Nehmen Sie wahr, wie sich die Entspannung des Gesichts auf den ganzen Körper angenehm auswirkt.

- Entspannen Sie Ihren ganzen Rücken: die Schulterblätter, die Rippen, die Brustwirbelsäule, den Lendenbereich, das Kreuzbein und das Becken.
- Entspannen Sie den Bauch, lassen Sie die Bauchmuskeln ganz locker.
- Versuchen Sie auch, den Bauchraum und die Bauchorgane zu entspannen.

- Entspannen Sie den Brustkorb.
- Entspannen Sie den Innenraum des Brustkorbs: Entspannen Sie Ihr Herz und Ihre Lungen. Nehmen Sie sich dafür ausreichend Zeit.

- Nun lenken Sie die Aufmerksamkeit auf Ihre Beine und Füße.
- Entspannen Sie den rechten Fuß: die Zehen, die Fußsohle, den Fußrücken, das Fußgelenk.
- Entspannen Sie den rechten Unterschenkel, das Knie, den Oberschenkel bis hinauf zur rechten Hüfte. Fühlen Sie die Entspannung des ganzen rechten Beines.
- Entspannen Sie ebenso Ihr linkes Bein und den linken Fuß ganz bewusst.
- Machen Sie sich die Entspannung des ganzen Körpers bewusst und genießen Sie diesen Zustand.

ATEMÜBUNG

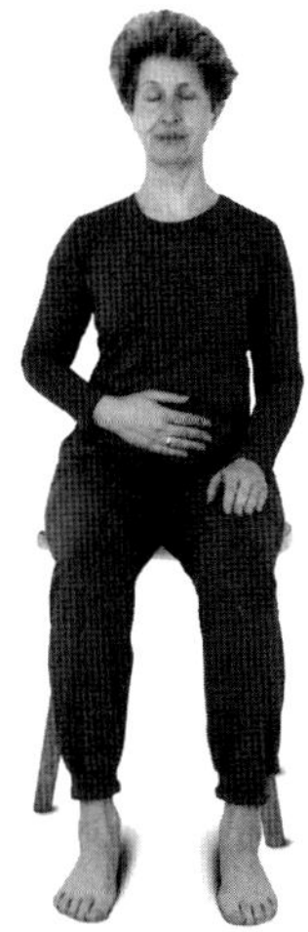

Lenken Sie Ihre Aufmerksamkeit auf den Atem. Fühlen Sie die Einatmung und die Ausatmung als feinen Strom von Energie zwischen Nabel und Kehlkopf.

Führen Sie diese Übung 10 Atemzüge lang durch.

Legen Sie eine Hand auf den Bauch.
- Spüren Sie bei der *Einatmung* die Dehnung des Bauchraums.
- Fühlen Sie, wie sich bei der *Ausatmung* die Bauchdecke entspannt nach innen bewegt.
- Nehmen Sie auch die *Atempause* wahr und beobachten Sie, wie der Impuls zur nächsten Einatmung von selbst kommt.

Führen Sie diese Übung 10 Atemzüge lang durch.

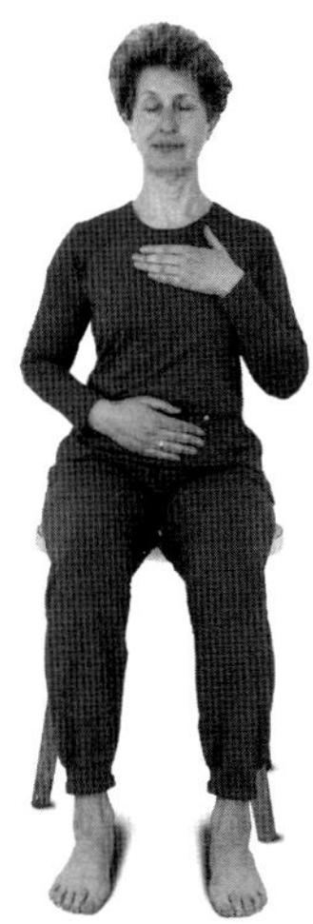

Legen Sie eine Hand auf den Bauch und die zweite Hand auf den Brustkorb.
- Spüren Sie, wie sich während der *Einatmung* zuerst der Bauchraum und dann der Brustraum dehnt.
- Spüren Sie während der *Ausatmung*, dass sich zuerst der Brustkorb und dann der Bauchraum nach innen bewegt.
- Nehmen Sie auch die *Atempause* wahr und beobachten Sie, wie der Impuls zur nächsten Einatmung von selbst kommt.

Diese Atmung wird *Yoga-Vollatmung* genannt, es ist die gesündeste und vollkommenste Atemweise.
Sie können sich die Atmung wie eine Welle vorstellen, die sich von unten nach oben ausbreitet mit der Einatmung und von oben nach unten wieder abfließt mit der Ausatmung.

Führen Sie diese Übung 10 Atemzüge lang durch.

ARME HEBEN UND SENKEN

Einatmend heben Sie die gestreckten Arme bis in Schulterhöhe nach vorne hoch.
Ausatmend senken Sie die gestreckten Arme.

Führen Sie die Übung 5 x im Atemrhythmus durch.

Richten Sie sich mit dem Tempo der Bewegung ganz nach Ihrer Atmung, als ob die Ein- und Ausatmung die Bewegungen durchführen würden.
Versuchen Sie so entspannt wie möglich zu atmen. Dabei werden Sie bemerken, dass Ihre Atmung immer langsamer wird und die Ausatmung und die Atempause immer länger werden.

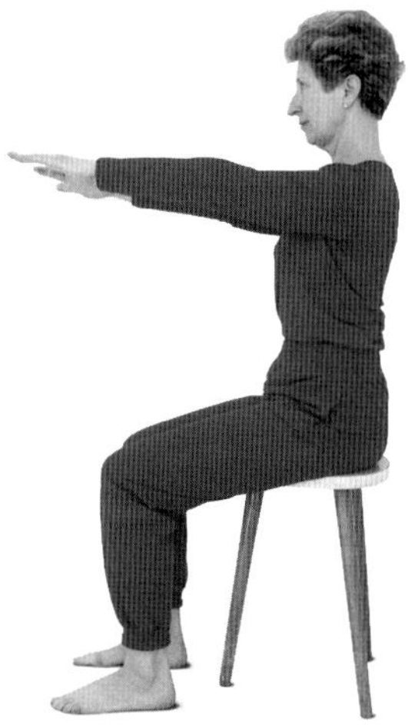

Wirkung:
Die Übung beruhigt den Körper und den Geist. Sie wirkt vertiefend auf die Atmung und schult die Koordination von Atmung und Bewegung. Sie wirkt harmonisierend auf den Herzschlag und das Nervensystem.

ARME ÜBER DEM KOPF KREUZEN

Einatmend heben Sie die Arme seitlich hoch und kreuzen Sie diese über dem Kopf.
Ausatmend senken Sie die Arme wieder.

Führen Sie die Übung langsam und entspannt 5 x im Atemrhythmus durch.

Führen Sie bei dieser Übung bewusst die *Yoga-Vollatmung* durch. Nehmen Sie wahr, wie die Dehnung des Bauch- und Brustraums durch das Heben der Arme und wie die Entspannung von Brust- und Bauchraum durch das Senken der Arme unterstützt wird.

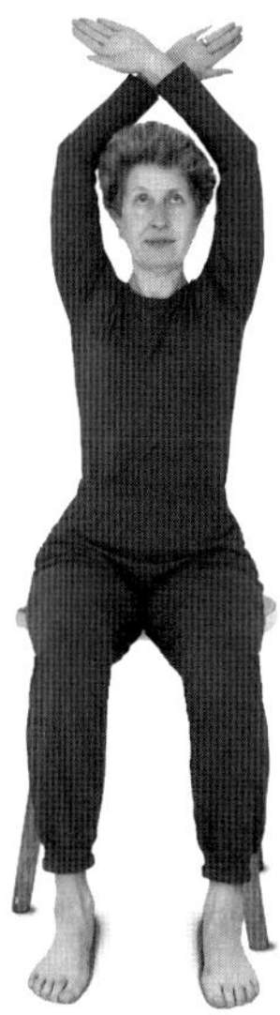

Wirkung:
Die Übung wirkt ausgleichend auf Körper, Atmung, Nervensystem und Herzschlag. Sie schult und vertieft die *Yoga-Vollatmung* und macht die Wechselwirkung von Bewegung und Atmung bewusst.

NACKENENTSPANNUNG

a) Seitliches Neigen

Einatmend machen Sie den Nacken lang.

Ausatmend neigen Sie den Kopf zur rechten Seite.
Einatmend bewegen Sie den Kopf zur Mitte.
Ausatmend neigen Sie den Kopf zur linken Seite.
Einatmend bewegen Sie den Kopf zur Mitte

Führen Sie die Übung 3 x zu jeder Seite im Atemrhythmus durch.

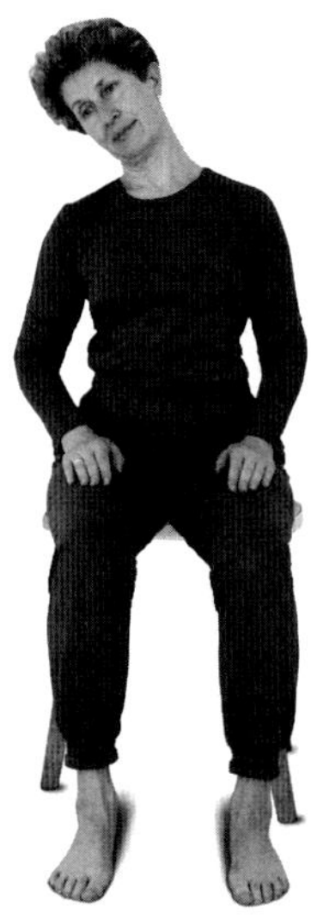

b) Beugen und Strecken

Ausatmend bewegen Sie den Kopf nach vorne und lassen Sie ihn locker nach unten hängen.
Einatmend heben Sie den Kopf und bewegen Sie ihn möglichst weit nach hinten.

Führen Sie die Übung 3 x im Atemrhythmus durch.

Ausatmend kommen Sie in die Grundstellung zurück.

➤ **Achtung:** Treten bei der Bewegung nach hinten Schmerzen oder Schwindel auf, dann bewegen Sie den Kopf nur so weit nach hinten wie es Ihnen angenehm ist.

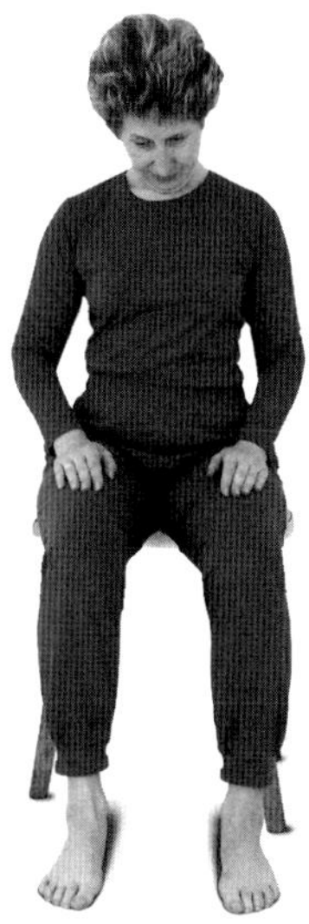

c) Kreisen

Ausatmend kreisen Sie mit dem Kopf langsam nach vorne.
Einatmend setzen Sie das Kreisen des Kopfes nach hinten fort.

Führen Sie die kreisenden Bewegungen 3 x in jede Richtung durch.

➤ **Achtung:** Treten beim Kreisen nach hinten Beschwerden auf, dann führen Sie die Bewegungen nur nach vorne durch:

Ausatmend beugen Sie den Kopf nach vorne.
Einatmend bewegen Sie den Kopf in einem Viertelkreis zur rechten Schulter.
Ausatmend bewegen Sie den Kopf wieder nach vorne.
Einatmend bewegen Sie den Kopf in einem Viertelkreis zur linken Schulter und ausatmend wieder nach vorne.

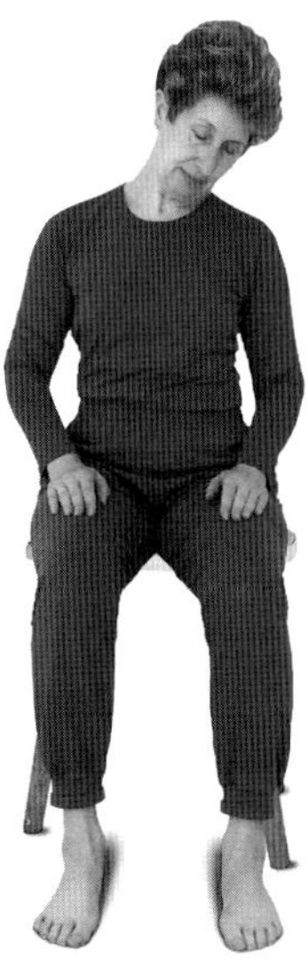

Wirkung:
Die Übung entspannt die Nackenmuskulatur, die in Verbindung mit Herzerkrankungen sehr häufig verspannt ist.

SCHULTERKREISEN

Legen Sie die Fingerspitzen auf die Schultern.
Einatmend bewegen Sie die Ellbogen in einem großen Halbkreis nach hinten.
Ausatmend setzen Sie die Kreisbewegung nach vorne fort.

Führen Sie 5 große, langsame Kreisbewegungen in eine Richtung und 5 weitere Kreise in die Gegenrichtung durch.

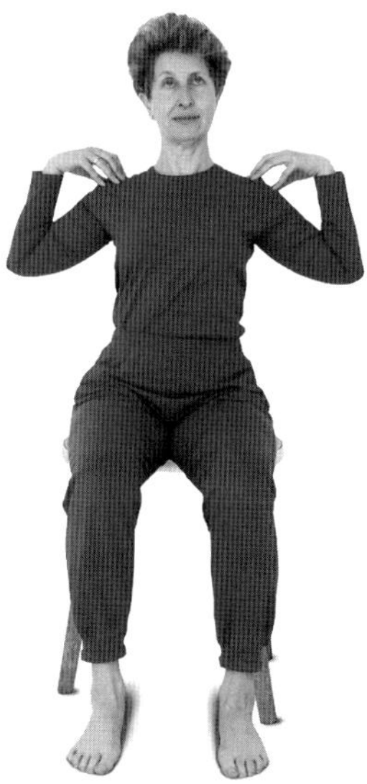

Wirkung:
Die Übung entspannt die Schulter- und Nackenmuskulatur und dehnt den Brustmuskel. Außerdem wirkt sie vertiefend auf die Atmung und dadurch ausgleichend auf die Herztätigkeit.

SEIL ZIEHEN

Einatmend heben Sie den gestreckten rechten Arm nach oben, die Finger sind dabei gestreckt.
Ausatmend schließen Sie die Hand zu einer Faust, der Daumen liegt innen. Spannen Sie den gestreckten Arm an und senken Sie dann den Arm, als würden Sie etwas Schweres nach unten ziehen.

Führen Sie nun die Übung mit dem linken Arm durch.

Führen Sie die Übung abwechselnd mit jedem Arm 5 x durch.

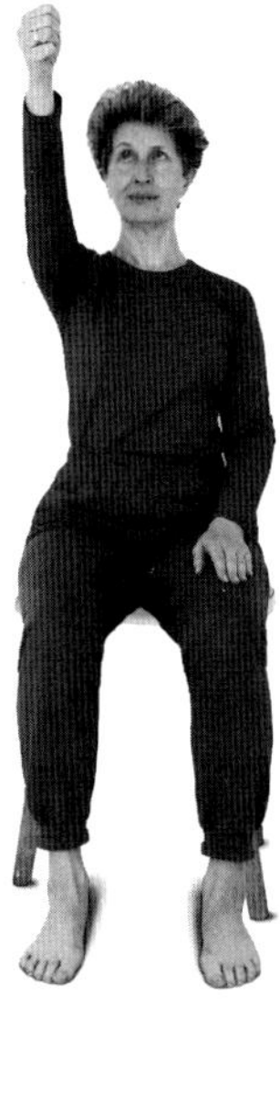

Wirkung:
Die Übung vertieft die Atmung und fördert den Kreislauf. Sie reguliert die Muskelspannung der Arme, Schultern und des Brustkorbs und wirkt beruhigend auf das Nervensystem.

WIRBELSÄULENBEUGUNG

Verschränken Sie die Hände hinter dem Kopf. Die Ellbogen sind seitlich und etwas nach hinten gedrückt.
Ausatmend bewegen Sie das Becken nach hinten, beugen Sie die Wirbelsäule und den Kopf, bis der Rücken ganz rund ist. Bewegen Sie die Ellbogen dabei nach vorne.
Einatmend bewegen Sie das Becken wieder nach vorne, richten Sie die Wirbelsäule und den Kopf wieder auf und bewegen Sie die Ellbogen nach hinten.

Führen Sie die Übung 5 x im Atemrhythmus durch.

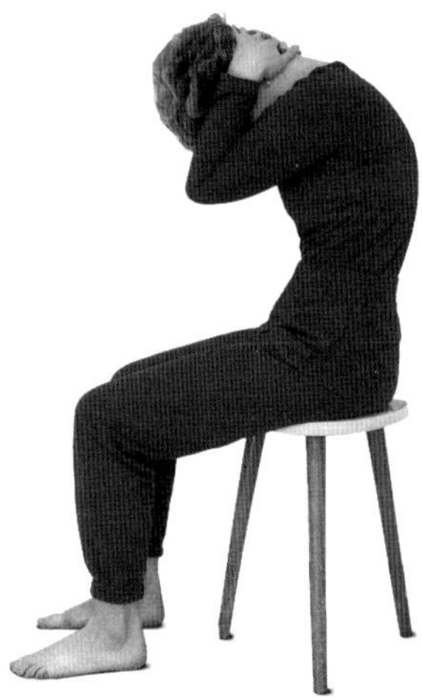

Wirkung:
Die Übung entspannt die Rücken- und Nackenmuskulatur sowie die Bauch- und Brustmuskulatur. Sie vertieft die Atmung und fördert die Beweglichkeit der gesamten Wirbelsäule. Sie wirkt harmonisierend auf die Herztätigkeit.

WIRBELSÄULENSTRECKUNG

Stützen Sie die Hände hinter dem Körper auf dem Sessel ab.
Einatmend heben Sie das Becken hoch, so dass Rücken, Becken und Oberschenkel in einer Linie sind.
Ausatmend kehren Sie wieder in die Ausgangsposition zurück.

Führen Sie die Übung 5 x im Atemrhythmus durch.

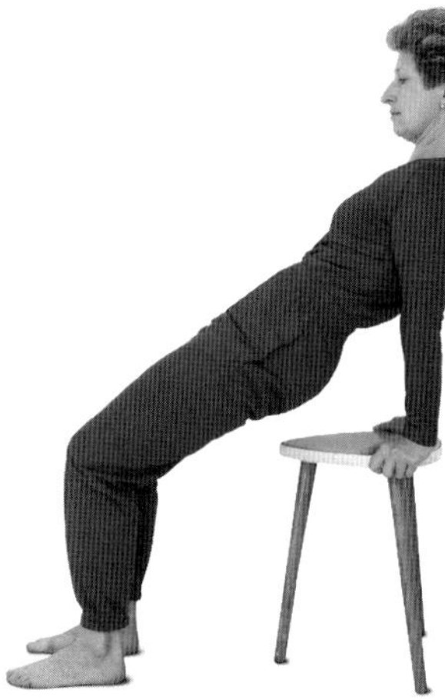

Wirkung:
Die Übung streckt die Hüftgelenke und entlastet dadurch die Gefäße, die durch die Leisten ziehen und für die Durchblutung der Beine verantwortlich sind. Sie kräftigt die Rücken-, Hüft- und Beinmuskeln und dehnt die Brustmuskulatur.

SEITLICHES NEIGEN DES OBERKÖRPERS

Verschränken Sie die Finger hinter dem Kopf und bewegen Sie die Ellbogen zur Seite.
Ausatmend neigen Sie den Oberkörper nach rechts.
Einatmend kommen Sie wieder zur Mitte.
Ausatmend neigen Sie den Oberkörper nach links.
Einatmend kommen Sie wieder zur Mitte.

Lassen Sie sich ganz von Ihrer Atmung leiten. Warten Sie in der seitlich gebeugten Stellung die Atempause ab und richten Sie sich dann erst langsam mit der Einatmung auf. Atmen Sie aber stets entspannt und halten Sie niemals den Atem an.

Führen Sie die Übung 5 x zu jeder Seite im Atemrhythmus durch.

Legen Sie die Hände wieder auf die Oberschenkel.

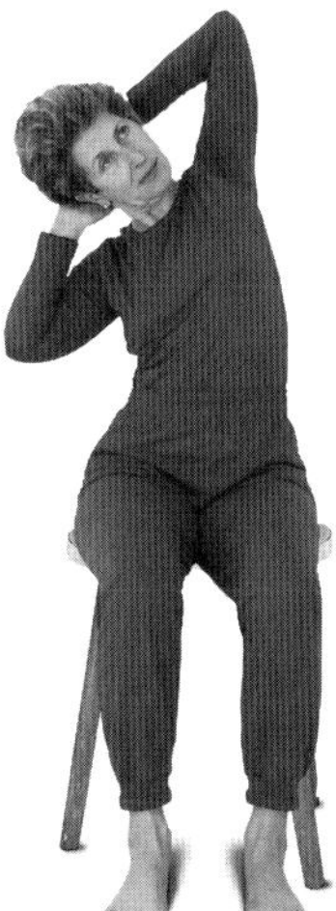

Wirkung:
Die Übung dehnt die seitliche Bauch-, Rippen- und Rückenmuskulatur. Sie fördert die Beweglichkeit der Brustwirbelsäule und vertieft die Atmung in die seitlichen Bereiche der Lungen, was einen positiven Einfluss auf das Herz hat.

DREHEN DES OBERKÖRPERS

Verschränken Sie die Finger hinter dem Kopf und bewegen Sie die Ellbogen zur Seite.
Ausatmend drehen Sie den Oberkörper nach rechts.
Einatmend kommen Sie wieder zur Mitte.
Ausatmend drehen Sie den Oberkörper nach links.
Einatmend kommen Sie wieder zur Mitte.

Lassen Sie sich ganz von Ihrer Atmung leiten. Warten Sie in der gedrehten Stellung die Atempause ab und kommen Sie dann erst langsam mit der Einatmung wieder zur Mitte. Atmen Sie aber stets entspannt und halten Sie niemals den Atem an.

Führen Sie die Drehung 5 x zu jeder Seite im Atemrhythmus durch.

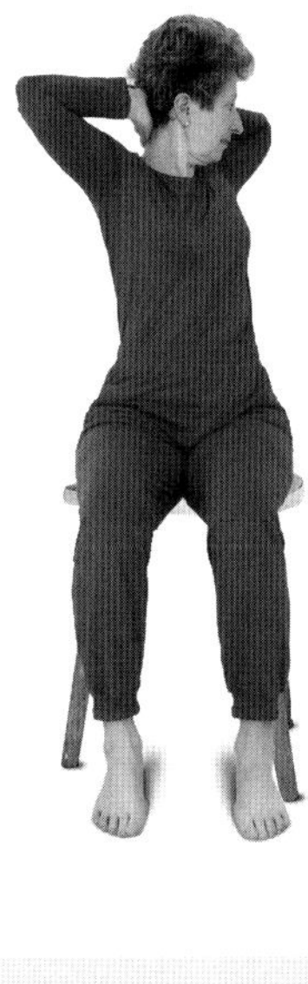

Wirkung:
Die Übung entspannt die kurze, tiefliegende Rückenmuskulatur und fördert die Beweglichkeit der Wirbelsäule. Sie fördert eine entspannte, gesunde Atmung.

FUSSÜBUNGEN

a) Zehen beugen und strecken

Strecken Sie das rechte Bein nach vorne aus. Lassen Sie dabei den Rücken aufrecht und entspannt.
Normal atmend beugen und strecken Sie die Zehen.

Führen Sie die Bewegungen 10 x durch.

Wiederholen Sie die Übung mit dem anderen Fuß.

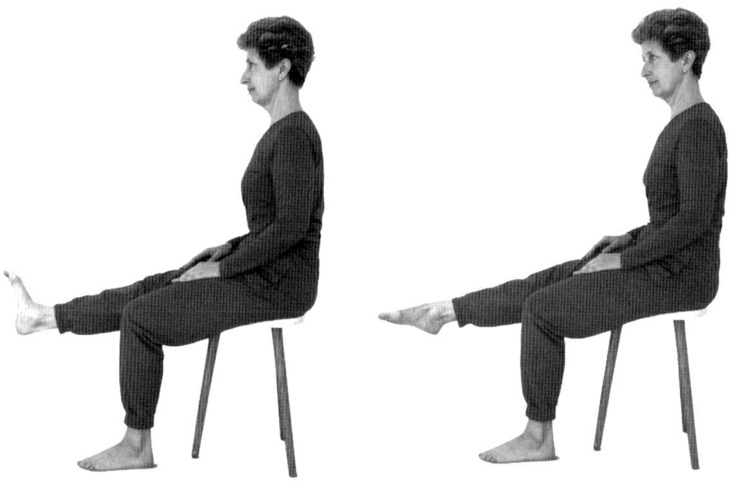

b) Fußkreisen

Strecken Sie das rechte Bein nach vorne aus. Der Rücken bleibt aufrecht und entspannt.
Normal atmend führen Sie mit dem rechten Fuß möglichst große Kreise durch.

Führen Sie 10 Kreise in eine Richtung und 10 weitere Kreise in die Gegenrichtung durch.

Wiederholen Sie die Übung mit dem linken Fuß.

c) Füße auf- und abbewegen

Normal atmend heben Sie die Fußspitzen möglichst weit vom Boden, so dass nur mehr die Fersen den Boden berühren. Bewegen Sie dann die Füße wieder zum Boden und heben Sie die Fersen möglichst weit vom Boden, so dass nur noch die Zehen und Zehenballen den Boden berühren.

Führen Sie die Bewegungen 10 x durch.

Anschließend führen Sie die Fußbewegungen wechselweise durch. Während Sie mit einem Fuß auf den Zehenballen stehen, stellen Sie den anderen Fuß auf die Ferse und umgekehrt.

Führen Sie die Bewegungen 10 x durch.

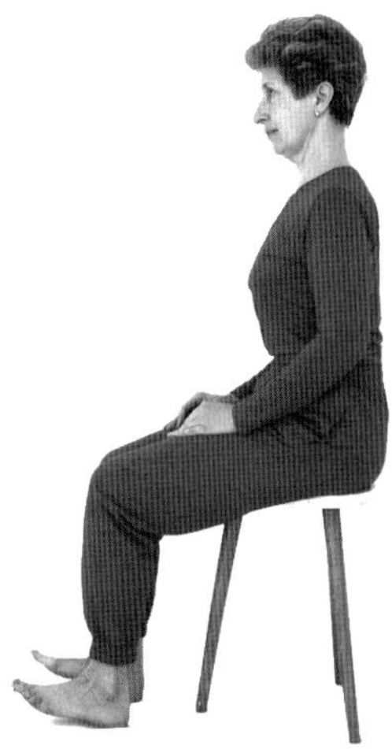

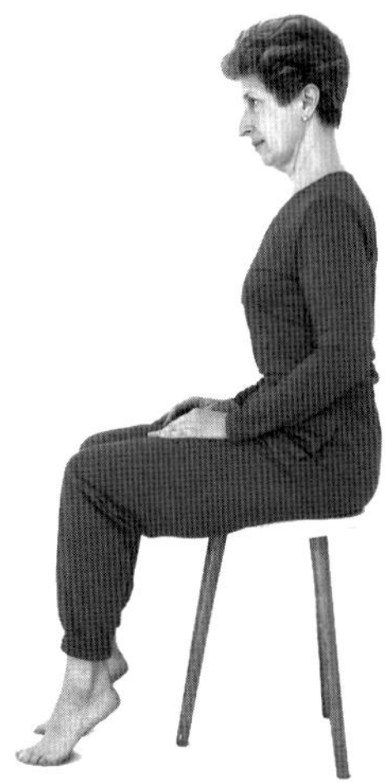

Wirkung:
Die Übungen fördern die Durchblutung der Füße und Beine. Sie stärken die Venenwände und fördern den Blutrückfluss in den Venen, wodurch die Herztätigkeit unterstützt wird. Sie kräftigen die Fuß- und Beinmuskulatur und fördern die Beweglichkeit der Zehen- und der Fußgelenke.

RADFAHREN

Normal atmend ziehen Sie die rechte Fußspitze in Richtung rechtes Knie und bewegen Sie das Knie in Richtung Brustkorb (versuchen Sie dabei den Rücken gerade zu halten). Strecken Sie die Fußspitze und das Bein nach vorne aus und fahren Sie mit den Radfahrbewegungen fort.

Führen Sie die Radfahrbewegung 10 x durch. Stellen Sie dazwischen den Fuß nicht auf den Boden zurück.

Wiederholen Sie die Übung mit dem linken Bein.

Falls Ihnen die Übung zu schwer fällt, dann können Sie sich auch mit den Händen auf dem Sessel abstützen.

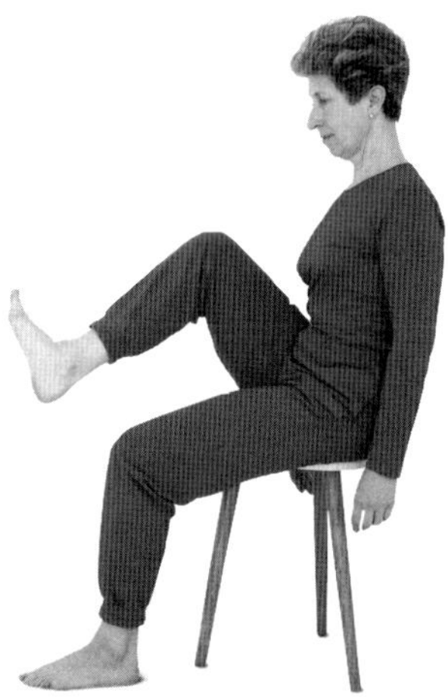

Wirkung:
Die Übung regt den Kreislauf, die Atmung und die Herztätigkeit an. Sie unterstützt sehr gut den venösen Rückfluss in den Beinen und kräftigt die Fuß- und Beinmuskulatur.

Führen Sie abschließend *Pranayama* (siehe Seite 120) durch. Beginnen Sic mit *Nadi Shodhana* Stufe 1 und fahren Sie gemäß den Anleitungen stufenweise mit den Übungen fort.
Schließen Sie Ihr Übungsprogramm mit einer Meditation ab (siehe Seite 125).

Übungsprogramm 2

Basisprogramm
von „Yoga im täglichen Leben" für ein gesundes Herz

ENTSPANNUNGSÜBUNG

■ **Grundstellung:** Rückenlage.

Legen Sie sich bequem auf den Rücken. Legen Sie die Arme mit nach oben gerichteten Handflächen neben den Körper und lassen Sie die Beine entspannt nach außen fallen. Bei Bedarf unterstützen Sie den Kopf, den Nacken oder die Knie mit einem Polster.
Schließen Sie die Augen und entspannen Sie Ihren ganzen Körper. Gehen Sie mit Ihrem Bewusstsein zu jedem einzelnen Körperteil, um diesen ganz bewusst zu entspannen.
Fühlen Sie schließlich Ihren ganzen Körper von den Füßen bis zum Kopf und nehmen Sie die Entspannung und die Bewegungslosigkeit des Körpers bewusst wahr.

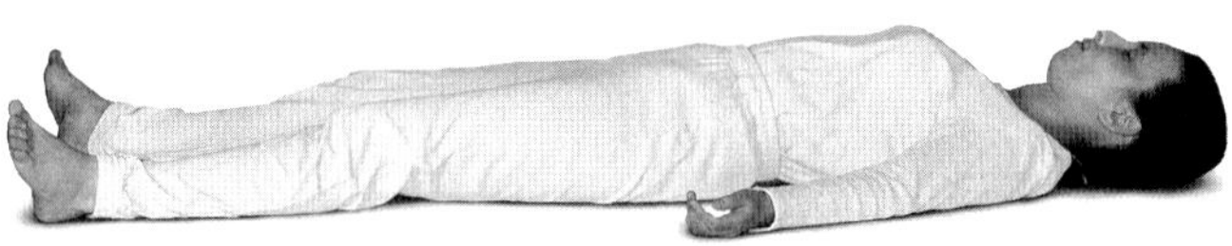

Wirkung:
Die Fähigkeit der Entspannung ist besonders wichtig für eine gesunde Herzfunktion. Alle körperlichen und geistigen Funktionen stellen sich auf Erholung um. Dabei regenerieren sich das Nervensystem und alle Organe, so dass sie für die weiteren Anforderungen wieder ihre volle Leistungsfähigkeit besitzen.

ATEMÜBUNG

■ **Grundstellung:** Rückenlage.

Fühlen Sie Ihren Atemstrom zwischen Nabel und Kehlkopf.
Nehmen Sie die Einatmung, die Ausatmung und die Atempause dazwischen bewusst wahr.
Die Ausatmung dauert ungefähr doppelt so lang wie die Einatmung.
Warten Sie immer die natürliche Atempause ab und lassen Sie den nächsten Atemzug ganz von selbst kommen. Erleben Sie die vollkommene körperliche und geistige Ruhe und Entspannung, die sich während der Atempause einstellt.

Nehmen Sie sich 10 Atemzüge für diese Atemübung Zeit.

Legen Sie anschließend eine Hand auf den Bauch.
Fühlen Sie, wie sich der Bauch während der Einatmung nach oben bewegt und wie er während der Ausatmung wieder ganz entspannt nach unten sinkt. Nehmen Sie die Atempause bewusst wahr.

Führen Sie die bewusste Bauchatmung 5-10 Atemzüge lang durch.

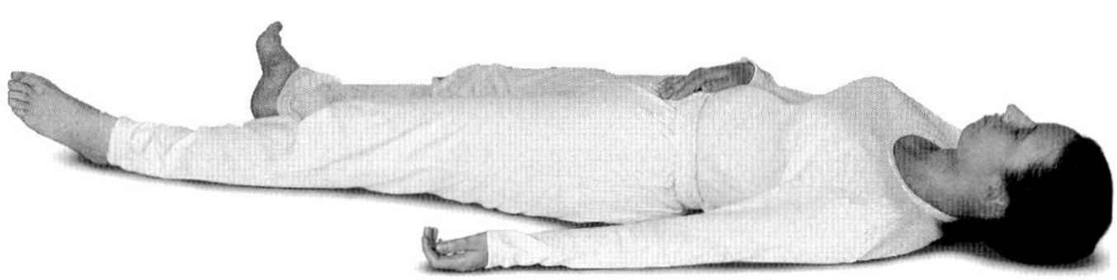

Legen Sie anschließend die zweite Hand auf den Brustkorb. Nehmen Sie nun die *Yoga-Vollatmung* wahr.

- Bei der Einatmung hebt sich zuerst der Bauch und dann der Brustkorb.
- Bei der Ausatmung sinkt der Brustkorb und dann der Bauch wieder ganz entspannt nach unten.

Nehmen Sie die feine Wellenbewegung der *Yoga-Vollatmung* 5-10 Atemzüge lang wahr.

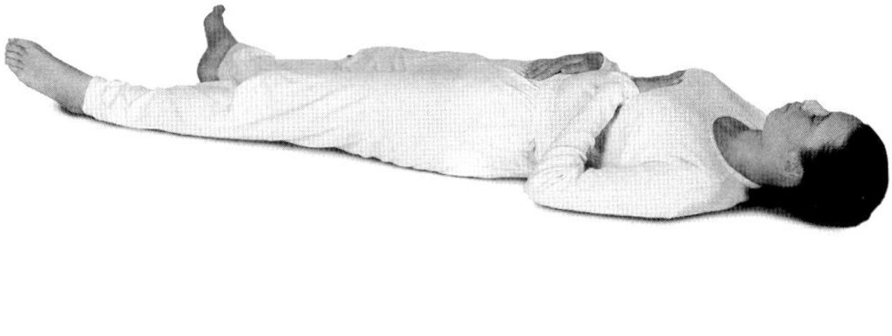

Wirkung:

Durch die Übung wird die richtige Atmung erlernt, welche eine wichtige Voraussetzung für eine gesunde Herz-Kreislauf-Funktion sowie für eine gesunde Stoffwechselfunktion ist. Die *Yoga-Vollatmung* fördert die Entspannung, wirkt beruhigend auf die Atmung und ausgleichend auf den Herzschlag und den Blutdruck. Sie unterstützt erheblich die Wirkungen der *Asanas*.

KÖRPER STRECKEN

■ **Grundstellung**: Rückenlage.

Einatmend heben Sie den gestreckten rechten Arm hoch, bis er neben dem Kopf auf dem Boden liegt. Ziehen Sie gleichzeitig die rechte Fußspitze nach oben. Dehnen Sie die ganze rechte Körperseite, indem Sie die rechte Hand und die rechte Ferse in entgegengesetzte Richtungen bewegen.
Ausatmend legen Sie den Arm wieder neben den Körper. Entspannen Sie die rechte Körperseite.

Wiederholen Sie die Streckung auf der linken Seite.

Führen Sie die Übung 3 x mit jeder Körperseite durch.

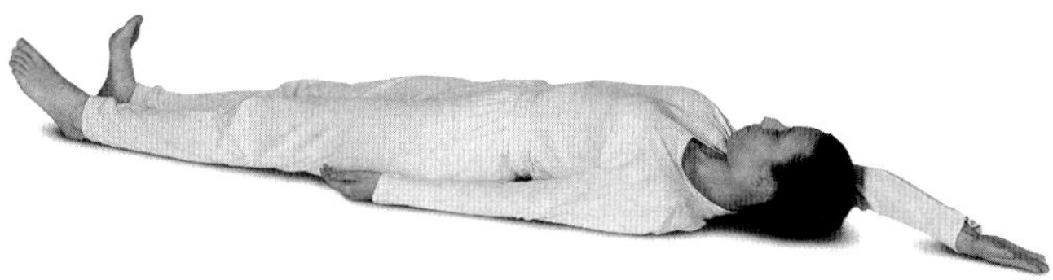

Wirkung:
Die Übung wirkt entspannend und ausgleichend auf den Körper, die Atmung und das Nervensystem. Sie vertieft die Atmung und erfrischt den ganzen Körper.

TORSION MIT AUFGESTELLTEN BEINEN

■ **Grundstellung:** Rückenlage.

Beugen Sie beide Beine und stellen Sie die Fußsohlen nahe dem Körper auf den Boden. Die Beine sind geschlossen. Legen Sie die Arme seitlich in Schulterhöhe aud den Boden.

Atmen Sie mit der *Yoga-Vollatmung* ein.

Ausatmend bewegen Sie beide Knie nach rechts und drehen Sie gleichzeitig den Kopf nach links.
Einatmend bewegen Sie mit Hilfe der Bauchmuskeln die Knie zur Mitte und drehen Sie gleichzeitig auch den Kopf wieder zur Mitte.
Ausatmend bewegen Sie beide Knie nach links und drehen Sie gleichzeitig den Kopf nach rechts.
Einatmend bewegen Sie Knie und Kopf wieder zur Mitte.

Führen Sie die Übung 4 x zu jeder Seite durch, das 5. Mal verweilen Sie auf jeder Seite 5 Atemzüge lang. Nehmen Sie dabei die Atembewegungen ganz bewusst wahr, und vertiefen Sie die Entspannung in der gedrehten Stellung.

➤ **Achtung:** Bei einem Bandscheibenschaden führen Sie die Übung vorsichtig durch. Sie darf keinesfalls Schmerzen verursachen.

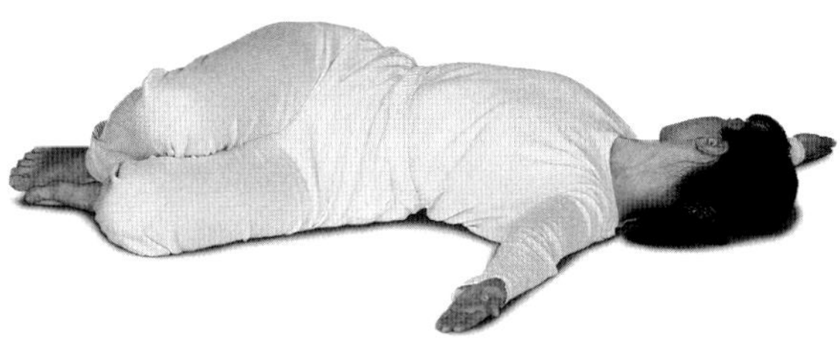

Wirkung:
Die Übung wirkt vertiefend auf die Atmung und harmonisierend auf das Herz und das Nervensystem. Sie entspannt die Muskulatur entlang der Wirbelsäule.

RADFAHREN (MIT EINEM BEIN)

■ **Grundstellung**: Rückenlage.

a) Vorwärts

Einatmend heben Sie die rechte Fußspitze, beugen das rechte Knie und bewegen es zum Brustkorb. Dann strecken Sie das Bein nach oben aus.
Ausatmend bewegen Sie die Fußspitze nach oben und senken Sie das Bein bis fast zum Boden zurück.

Führen Sie die Bewegung 10 x im Atemrhythmus durch.

Wiederholen Sie die Übung mit dem linken Bein.

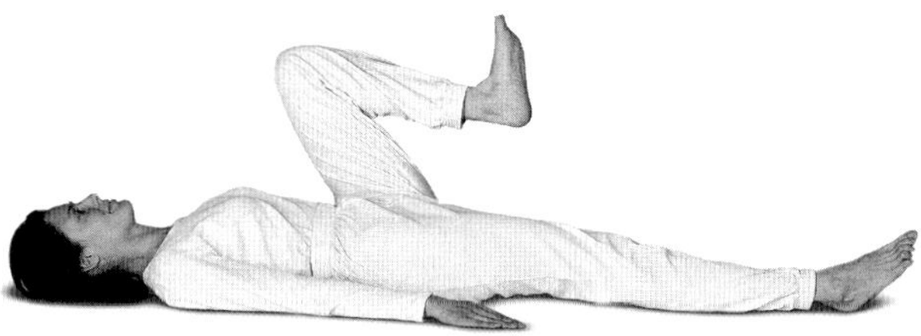

b) Rückwärts

Führen Sie die „Radfahrbewegung“ mit dem rechten Bein rückwärts durch.

Einatmend ziehen Sie die rechte Fußspitze nach oben und heben Sie das gestreckte Bein möglichst weit nach oben.
Ausatmend beugen Sie das Knie und bewegen es zum Brustkorb. Strecken Sie die Fußspitze aus und strecken Sie das Bein knapp über dem Boden wieder aus.

Führen Sie die Bewegung 10 x im Atemrhythmus durch.

Wiederholen Sie die Übung mit dem linken Bein.

▲ Steigerung:
Wollen Sie die Intensität des Übungsprogramms steigern, so fügen Sie, nach Rücksprache mit Ihrem Arzt, jede Woche 5 Radfahrbewegungen dazu.

Wirkung:
Die Übung regt das gesamte Herz-Kreislauf-System an, fördert die Durchblutung und vertieft und beschleunigt die Atmung. Die Übung festigt die Venen und fördert den venösen und lymphatischen Rückstrom.

NACKENENTSPANNUNG

■ **Grundstellung:** Langsitz (= Sitz mit gestreckten Beinen).

Die Hände sind hinter dem Körper abgestützt und der Rücken ist gerade. Die Fingerspitzen weisen nach hinten, die Arme sind gestreckt. Stellen Sie sich auf dem Scheitel Ihres Kopfes einen feinen Marionettenfaden vor, der Sie sanft nach oben zieht. Nehmen Sie wahr, wie sich Ihr Nacken streckt und Ihr Rücken sich aufrichtet.

a) Seitliches Neigen

Atmen Sie mit der *Yoga-Vollatmung* ein.

Ausatmend neigen Sie den Kopf nach links.
Einatmend bewegen Sie den Kopf wieder zur Mitte.
Ausatmend neigen Sie den Kopf nach rechts.
Einatmend bewegen Sie den Kopf wieder zur Mitte.

Führen Sie die Übung 3 x zu jeder Seite durch.

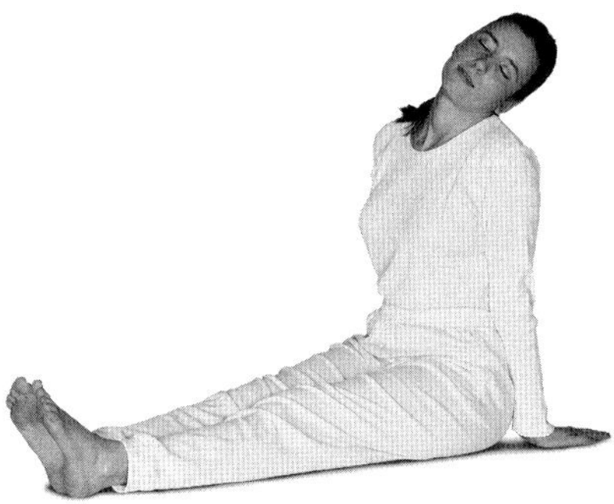

b) Beugen und Strecken

Atmen Sie mit der *Yoga-Vollatmung* ein.

Ausatmend beugen Sie den Kopf nach vorne.
Einatmend bewegen Sie den Kopf langsam nach hinten.

Führen Sie die Übung 3 x durch.

Ausatmend nehmen Sie wieder die Grundstellung ein.

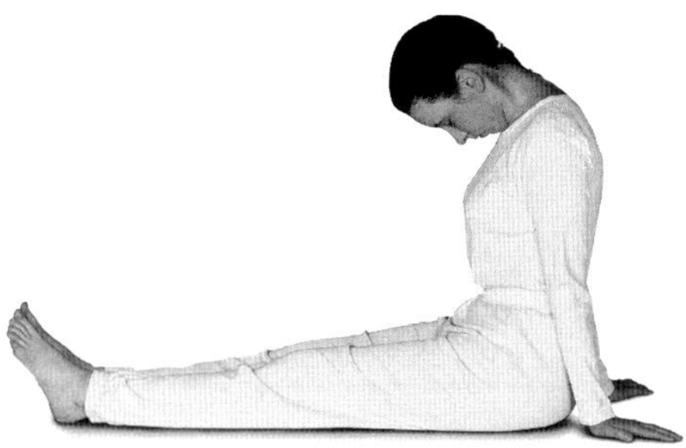

➤ **Achtung:** Ist die Bewegung des Kopfes nach hinten unangenehm, dann bewegen Sie den Kopf von der vorgebeugten Stellung nur bis zur aufgerichteten Stellung zurück.

c) Kopf kreisen

Ausatmend kreisen Sie mit dem Kopf langsam nach vorne.
Einatmend setzen Sie das Kreisen des Kopfes nach hinten fort.

Führen Sie die kreisenden Bewegungen 3 x durch und wechseln Sie dann die Richtung.

➤ **Achtung:** Treten beim Kreisen nach hinten Beschwerden auf, dann führen Sie die Bewegungen nur nach vorne durch:

Ausatmend beugen Sie den Kopf nach vorne.
Einatmend bewegen Sie den Kopf in einem Viertelkreis zur rechten Schulter.
Ausatmend bewegen Sie den Kopf wieder nach vorne.
Einatmend bewegen Sie den Kopf in einem Viertelkreis zur linken Schulter.

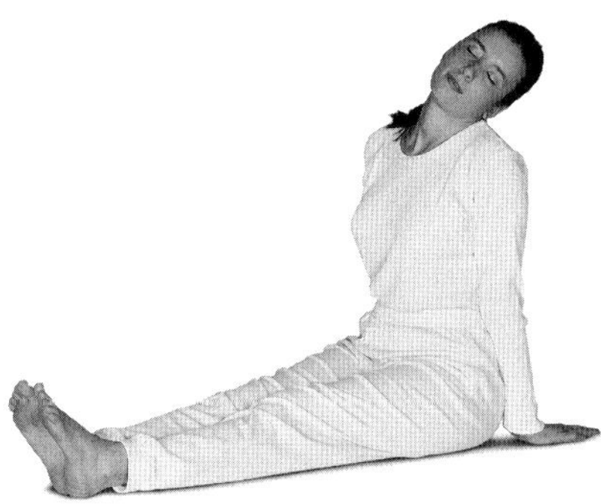

Wirkung:
Die Übung entspannt den Nacken- und Schulterbereich, der bei Herzbeschwerden häufig verspannt ist. Sie harmonisiert die Atmung und wirkt allgemein beruhigend und entspannend.

SCHULTERKREISEN

■ **Grundstellung:** Langsitz, der Rücken ist gerade.

Legen Sie die Fingerspitzen auf die Schultern und führen Sie mit den Ellbogen große kreisende Bewegungen durch.

Einatmend bewegen Sie die Ellbogen in einem Halbkreis nach hinten. *Ausatmend* setzen Sie die Kreisbewegungen nach vorne fort, bis die Ellbogen einander berühren.

Führen Sie 5 möglichst große Kreisbewegungen vorwärts und 5 Kreisbewegungen rückwärts durch.

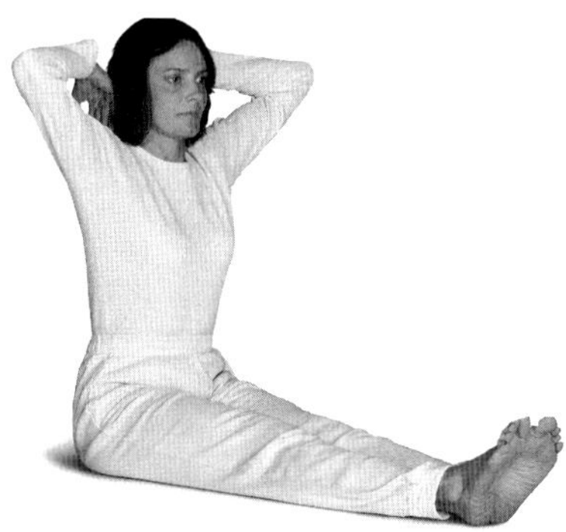

Wirkung:
Die Übung entspannt den Nacken- und Schulterbereich. Sie vertieft die Atmung, fördert die Beweglichkeit der Rippen und der Schultergelenke. Sie dehnt die Brustmuskulatur und harmonisiert die Herztätigkeit.

MAHLEN

■ **Grundstellung**: Langsitz, der Rücken ist gerade.

Strecken Sie die Arme nach vorne aus und verschränken Sie die Finger. Führen Sie nun mit dem Oberkörper und den gestreckten Armen große horizontale Kreisbewegungen durch. Der Blick ist auf die Hände gerichtet.

Ausatmend beschreiben Sie einen großen Halbkreis nach vorne, indem Sie sich von den Hüftgelenken aus weit nach vorne beugen. Der Rücken soll dabei möglichst gerade bleiben.

Einatmend setzen Sie den Halbkreis nach hinten fort, indem Sie den Oberkörper so weit wie möglich zurück neigen. Die Arme bleiben nach vorne gestreckt.

Führen Sie die Kreisbewegungen 10 x von links nach rechts und 10 x von rechts nach links durch.

▲ **Steigerung**:
Wollen Sie die Intensität des Übungsprogramms steigern, so fügen Sie, nach Rücksprache mit Ihrem Arzt, jede Woche 5 Kreisbewegungen hinzu.

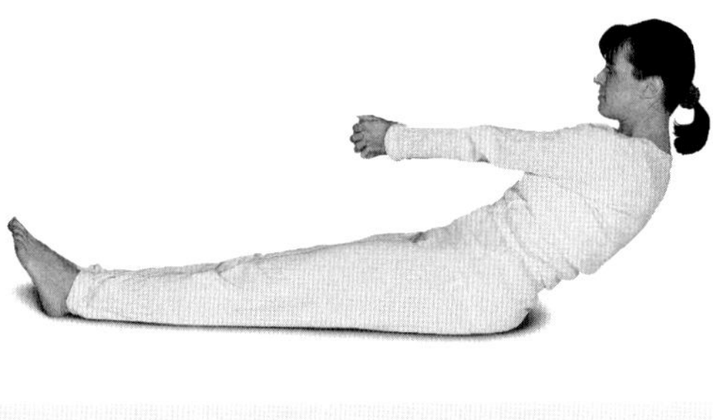

Wirkung:
Die Übung regt die Herztätigkeit und die Durchblutung im ganzen Körper an und vertieft die Atmung.

Entspannen Sie sich anschließend für eine Weile in der Rückenlage und nehmen Sie die Wirkungen der Übungen bewußt wahr.

SCHWIMMBEWEGUNGEN

■ **Grundstellung:** Stand mit leicht gegrätschten Beinen.

Legen Sie beide Hände mit den Daumen zu den Schultern. Heben Sie die Ellbogen seitlich in Schulterhöhe hoch.

Ausatmend strecken Sie die Arme waagrecht nach vorne aus. *Einatmend* drehen Sie die Handflächen nach außen und führen Sie die Arme in einem weiten Bogen zur Seite und wieder zur Ausgangsstellung zurück.

Wiederholen Sie die Bewegung 5 x.
Führen Sie die Übung dann 5 x in entgegengesetzter Richtung durch:

Einatmend strecken Sie die Arme seitlich aus.
Ausatmend führen Sie die Arme gestreckt nach vorne.
Einatmend bewegen Sie die Arme in die Ausgangsposition.

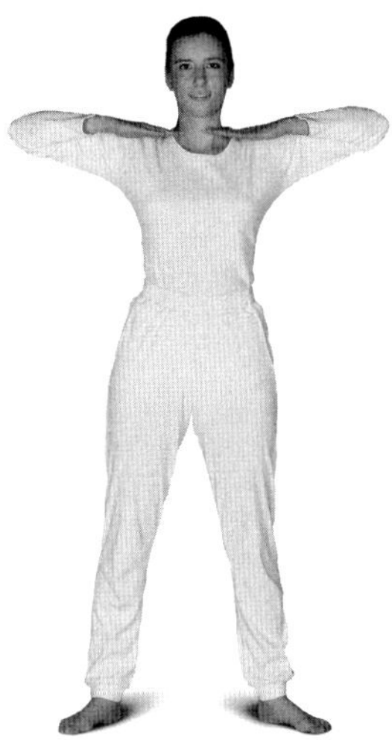

Wirkung:
Die Übung wirkt vertiefend auf die Atmung und regt die Herztätigkeit an. Sie dehnt und kräftigt die Schulter- und Brustmuskulatur und fördert eine aufrechte Haltung.

KRAULEN

■ **Grundstellung:** Stand mit leicht gegrätschten Beinen.

Normal atmend führen Sie mit gestreckten Armen Kraulbewegungen durch. Während sich der eine Arm nach vorne und abwärts bewegt, bewegt sich der andere Arm nach hinten und hinauf.

Führen Sie die Bewegungen 10 x durch. Fahren Sie anschließend mit 10 weiteren Kraulbewegungen in der entgegengesetzten Richtung fort.

➤ **Achtung:** Wenn Sie einen Herzschrittmacher haben, fragen Sie vor Durchführung dieser Übung einen Arzt.

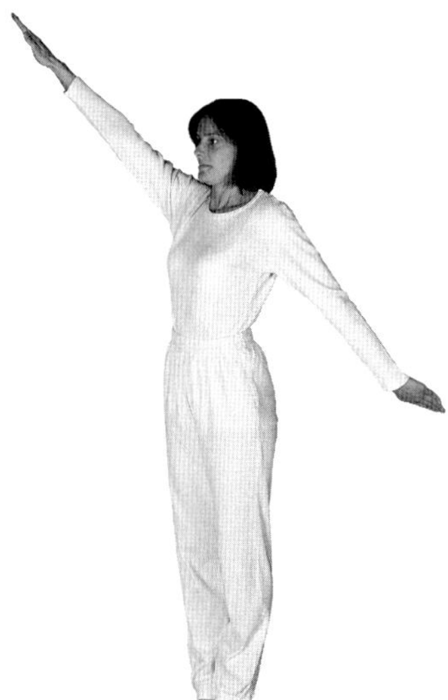

Wirkung:
Die Übung löst Verspannungen im Schulterbereich. Sie vertieft die Atmung und fördert die Beweglichkeit der Schultergelenke und des Brustkorbs. Die Übung regt die Herztätigkeit und den Kreislauf an.

SEITLICHES BEUGEN DES OBERKÖRPERS

■ **Grundstellung:** Stand mit leicht gegrätschten Beinen.

Verschränken Sie die Finger hinter dem Kopf und bewegen Sie die Ellbogen etwas nach hinten. Oberkörper und Kopf sind in einer Linie. Das Körpergewicht bleibt während der Übung gleichmäßig auf beide Füße verteilt.

Ausatmend neigen Sie den Oberkörper seitlich nach links.
Einatmend kommen Sie in die Mitte zurück.
Ausatmend neigen Sie den Oberkörper seitlich nach rechts.
Einatmend richten Sie den Oberkörper wieder auf.

Führen Sie die Übung 3-5 x auf jede Seite durch.

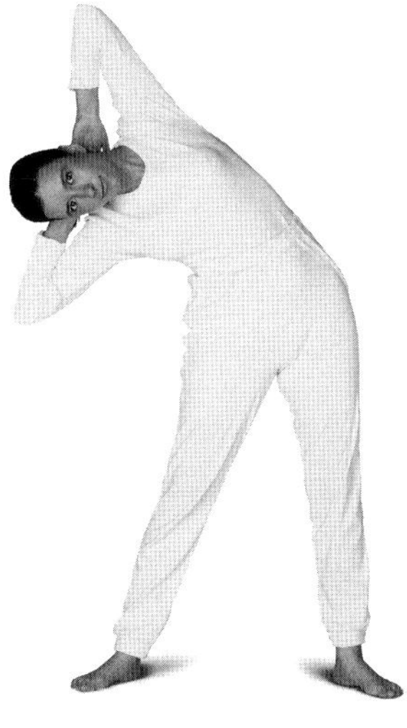

Wirkung:
Die Übung vertieft und harmonisiert die Atmung. Sie fördert die Beweglichkeit des Brustkorbs und lenkt die Atmung besonders in die seitlichen Bereiche der Lungen. Sie hat eine harmonisierende Wirkung auf das Herz.

DREHEN DES OBERKÖRPERS

■ **Grundstellung:** Stand mit gegrätschten Beinen.

Verschränken Sie die Finger hinter dem Kopf und bewegen Sie die Ellbogen etwas nach hinten. Lassen Sie während der gesamten Übung die ganzen Fußsohlen am Boden. Der Oberkörper und der Kopf sind in einer Linie. Die Knie bleiben während der Drehung gestreckt.

Atmen Sie tief mit der *Yoga-Vollatmung* ein.

Ausatmend drehen Sie den Oberkörper nach rechts.
Einatmend kommen Sie in die Mitte zurück.
Ausatmend drehen Sie den Oberkörper nach links.
Einatmend kommen Sie in die Mitte zurück.

Führen Sie die Übung 3-5 x auf jede Seite durch.

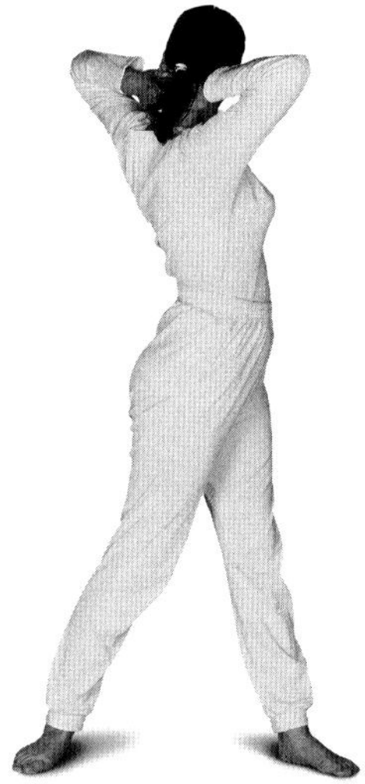

Wirkung:
Die Übung entspannt und harmonisiert den ganzen Körper und fördert die Beweglichkeit des Brustkorbs. Sie reguliert und vertieft den Atemvorgang und unterstützt dadurch eine gesunde Herzfunktion.

KÖRPER STRECKEN

■ **Grundstellung:** Stand.

Einatmend heben Sie die Arme über den Kopf und stellen Sie sich auf die Zehen.
Ausatmend senken Sie die Arme und kommen Sie wieder auf die Fußsohlen zurück.

Führen Sie die Übung 10 x im Atemrhythmus durch.

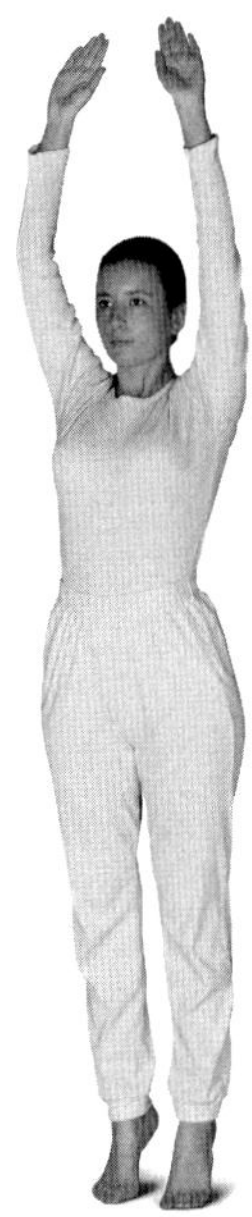

Wirkung:
Die Übung dehnt und erfrischt den ganzen Körper. Sie vertieft die Atmung und harmonisiert das Nervensystem. Sie fördert eine gute Körperkontrolle.

EKAPADA PRANAMASANA

■ **Grundstellung:** Stand mit aufrechtem, entspanntem Rücken.

Normal atmend konzentrieren Sie sich auf den ganzen Körper.
Dann verlagern Sie das Gewicht langsam auf das rechte Bein. Beugen Sie das linke Bein und legen Sie die Fußsohle auf die Innenseite des rechten Oberschenkels.
Falten Sie die Hände vor der Brust. Als Gleichgewichtshilfe schauen Sie auf einen unbeweglichen Punkt, der sich einige Meter vor Ihnen befindet.

Lenken Sie dann Ihre Aufmerksamkeit auf Ihr Herz.
Fühlen Sie den warmen Atemstrom durch die Mitte des Brustkorbs fließen.
Fühlen Sie Ihren Herzschlag.
Entspannen Sie den Innenraum Ihres Brustkorbs.

➤ **Achtung:** Wenn Sie die Stellung auf einem Bein nicht einnehmen können, so bleiben Sie auf beiden Beinen ganz entspannt stehen, schließen Sie die Augen und richten Sie Ihre Aufmerksamkeit auf Ihr Herz.

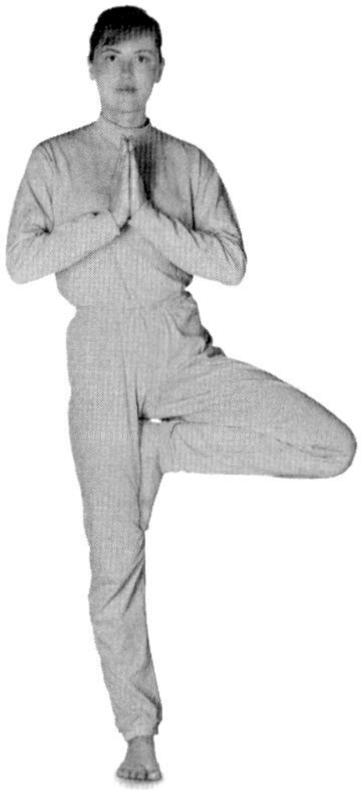

Wirkung:
Entwickelt ein gutes Körpergefühl und schult den Gleichgewichtssinn. Sie fördert die Konzentration und die Verbindung mit dem Herzzentrum. Sie wirkt beruhigend auf die Atmung, das Herz und den Geist und fördert das Selbstbewusstsein.

KHATU PRANAM – GRUSS AN KHATU

Khatu Pranam ist eine ausgezeichnete Übungsfolge zur Anregung des Kreislaufs und zur Unterstützung einer gesunden Herzfunktion. Sie wirkt harmonisierend auf alle Körperfunktionen und beeinflusst sämtliche Organe des Körpers sowie das Nervensystem sehr positiv.
Die spezielle Wirkung der einzelnen Positionen auf das Herz-Kreislauf-System ist bei jeder Stellung beschrieben.

Atmen Sie während der gesamten Übung normal und entspannt ein und aus.

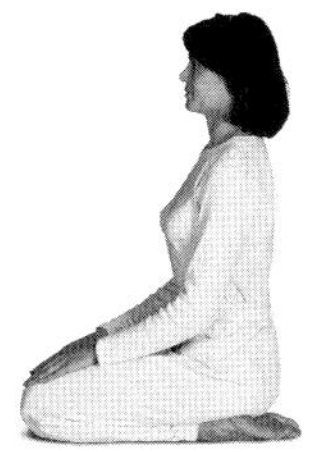

■ **Grundstellung**: Setzen Sie sich in *Vajrasana* (Fersensitz). Der Oberkörper und der Kopf befinden sich in einer Linie. Die Hände ruhen auf den Oberschenkeln.

Wirkung: *Vajrasana* heißt Diamantensitz. Diese Position verleiht die Klarheit, die Ruhe und die Stärke eines Diamanten.

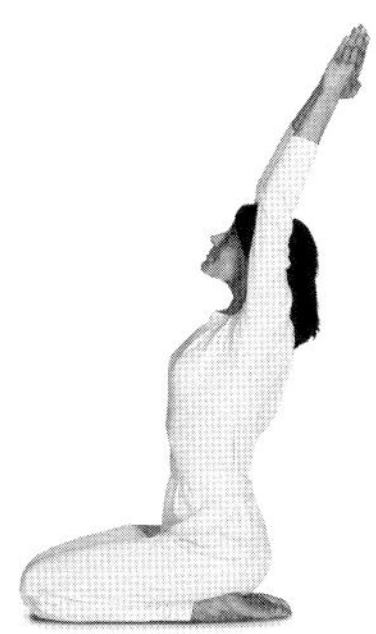

1. Führen Sie die gestreckten Arme über den Kopf. Legen Sie die Handflächen aneinander und richten Sie den Blick auf die Hände.

Wirkung: Richtet die Brustwirbelsäule auf und dehnt die Brustmuskulatur. Unterstützt den Blutstrom von den Händen und Armen in Richtung Herz. Vertieft die Atmung.

2. Drehen Sie die Handflächen nach vorne und beugen Sie sich von den Hüftgelenken aus mit geradem Oberkörper nach vorne, bis die Arme und die Stirn den Boden berühren.

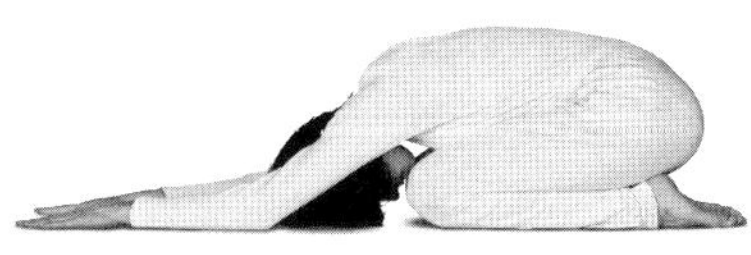

➤ **Achtung**: Bei Bluthochdruck soll diese Stellung nur kurz eingenommen werden.

Wirkung: Das Blut wird vermehrt vom Bauchraum zum Herzen gepresst. Entspannt den Rücken-, Schulter- und Nackenbereich und fördert die Durchblutung im Kopf.

3. Ziehen Sie den Oberkörper knapp über dem Boden nach vorne, bis sich die Schultern zwischen den Händen befinden. Stützen Sie das Kinn und den Brustkorb auf den Boden. Die Zehen sind aufgestellt, das Becken vom Boden abgehoben.

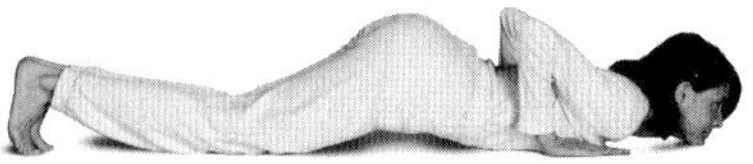

➤ **Achtung:** ist Ihnen diese Position nicht angenehm, verweilen Sie nur kurz darin.

Wirkung:
Streckt die Brustwirbelsäule (der 4. Brustwirbel korrespondiert mit der Herztätigkeit). Unterstützt die Bewegung des Brustkorbs bei der Ausatmung. Fördert den Blutstrom vom Becken und Bauch in Richtung Herz.

4. Senken Sie das Becken zum Boden und richten Sie den Oberkörper mit Hilfe der Arme so weit auf, dass das Becken noch auf dem Boden aufliegt. Richten Sie den Blick nach oben. Achten Sie darauf, dass die Wirbelsäule gleichmäßig gestreckt ist.

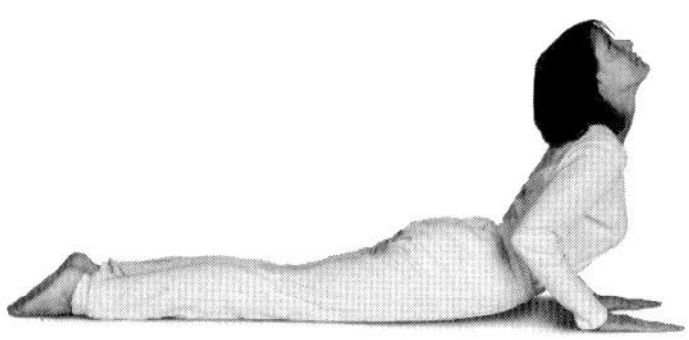

Wirkung:
Streckt die gesamte Wirbelsäule und dehnt die Bauch-, Brust- und Halsmuskulatur. Wirkt vertiefend auf die Bauchatmung. Sie wirkt beruhigend und ausgleichend auf das Nervensystem.

5. Heben Sie das Becken hoch und halten Sie die Beine gestreckt. Der Oberkörper und die Arme bilden eine Linie. Die Fußsohlen sollen ganz auf dem Boden aufliegen. Der Kopf hängt locker zwischen den gestreckten Armen.

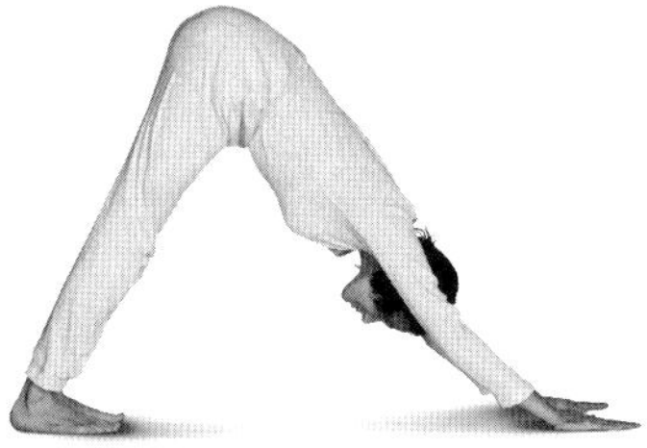

➤ **Achtung:** Bei Bluthochdruck verweilen Sie nur kurz in dieser Position.

Wirkung:
Unterstützt den Blutstrom vom Becken und Bauch in Richtung Herz. Entspannt die Nackenmuskeln und fördert die Durchblutung im Bereich des Kopfes und der Arme.

6. Stellen Sie den rechten Fuß zwischen die Hände und stützen Sie das linke Knie auf dem Boden ab. Die Handflächen oder Finger berühren den Boden. Heben Sie den Kopf und richten Sie den Blick nach oben.

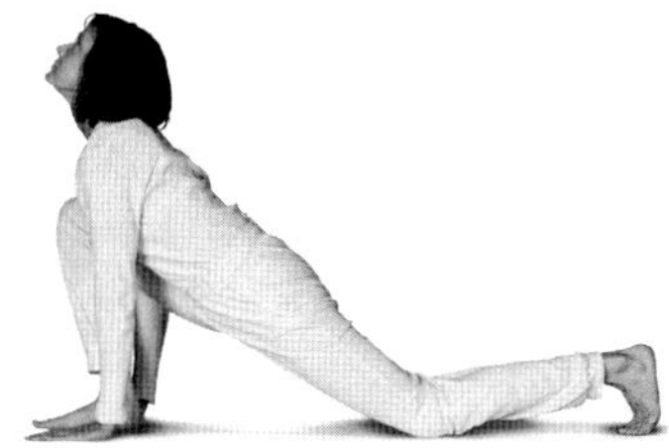

Wirkung:
Der Rücken wird aufgerichtet und die Atmung vertieft. Durch den Druck des Oberschenkels wird der Blutstrom von der rechten Bauch- und Brustkorbseite zum Herzen unterstützt.

7. Heben Sie die Arme über den Kopf und legen Sie die Handflächen aneinander. Richten Sie den Blick auf die Hände. Bewegen Sie das Becken in Richtung Boden.

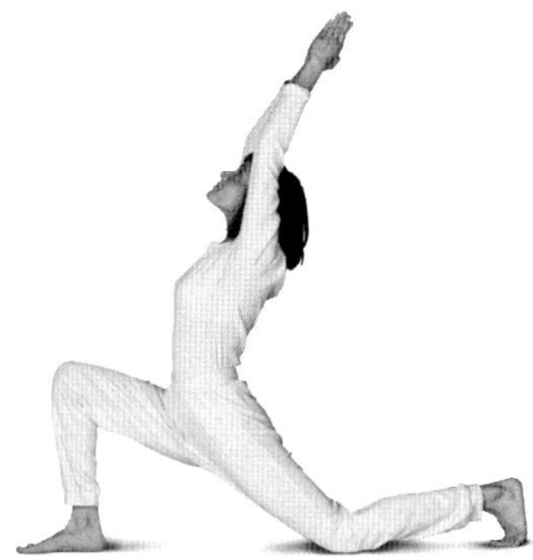

Wirkung:
Unterstützt den Blutstrom von den Händen und Armen in Richtung Herz. Streckt die Brustwirbelsäule und vertieft die Atmung.

8. Senken Sie die Arme wieder, so dass die Handflächen oder die Finger den Boden berühren. Richten Sie den Blick nach oben.

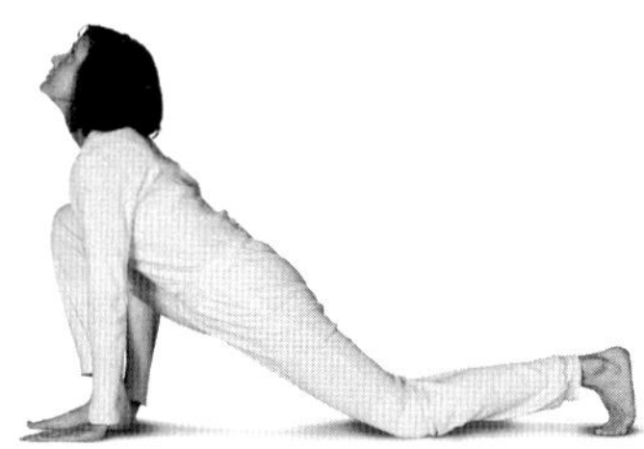

Wirkung: Wie bei Position 6.

9. Stellen Sie nun den linken Fuß neben den rechten und strecken Sie die Knie durch. Lassen Sie den Oberkörper und den Kopf entspannt hängen.

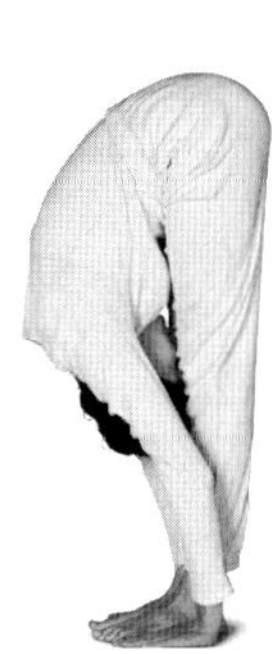

➤ **Achtung:** Bei Bluthochdruck verweilen Sie nur kurz in dieser Position.

Wirkung:
Beschleunigt den Blutstrom vom Becken- und Bauchraum in Richtung Herz. Entspannt und durchblutet die Rücken-, Nacken- und Armmuskulatur.

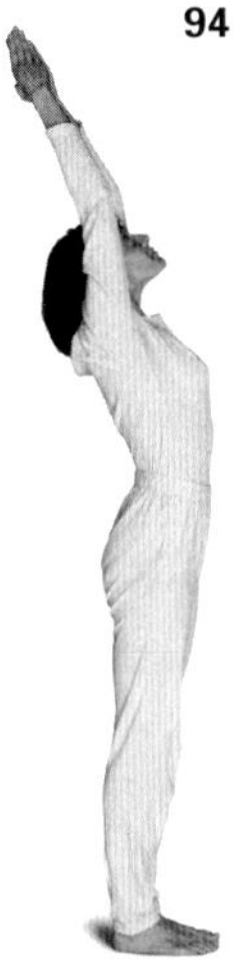

10. Heben Sie den Oberkörper gleichzeitig mit den gestreckten Armen hoch, bis der Körper aufrecht ist und die Arme sich über dem Kopf befinden. Legen Sie die Handflächen aneinander und blicken Sie zu den Händen.

Wirkung:
Streckt die Brustwirbelsäule und vertieft die Atmung. Unterstützt den Blutstrom von den Händen und Armen zum Herzen.

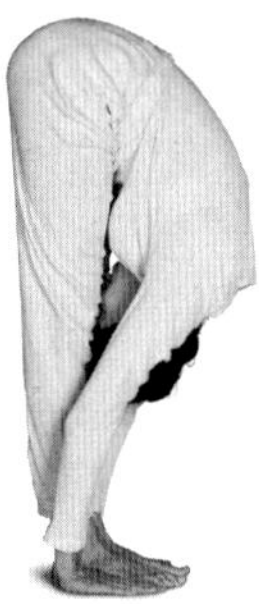

11. Beugen Sie sich wieder nach vorne und lassen Sie den Oberkörper und den Kopf hängen.

Wirkung: Wie bei Position 9.

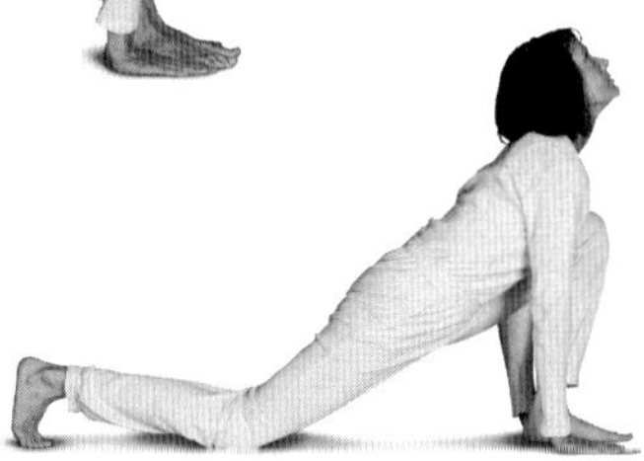

12. Stellen Sie den rechten Fuß weit nach hinten und stützen Sie das rechte Knie auf den Boden. Die Handflächen oder Finger berühren den Boden. Heben Sie den Kopf und richten Sie den Blick nach oben.

Wirkung:
Der Rücken wird aufgerichtet und die Atmung vertieft. Durch den Druck des Oberschenkels wird der Blutstrom von der linken Bauch- und Brustkorbseite zum Herzen unterstützt.

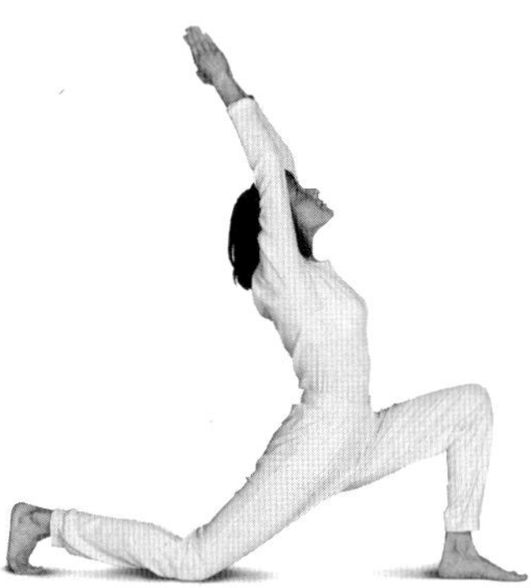

13. Heben Sie die Arme über den Kopf und legen Sie die Handflächen aneinander. Richten Sie den Blick auf die Hände. Bewegen Sie das Becken in Richtung Boden.

Wirkung: Wie bei Position 7.

14. Senken Sie die Arme wieder, so dass die Handflächen oder Finger den Boden berühren. Richten Sie den Blick nach vorne.

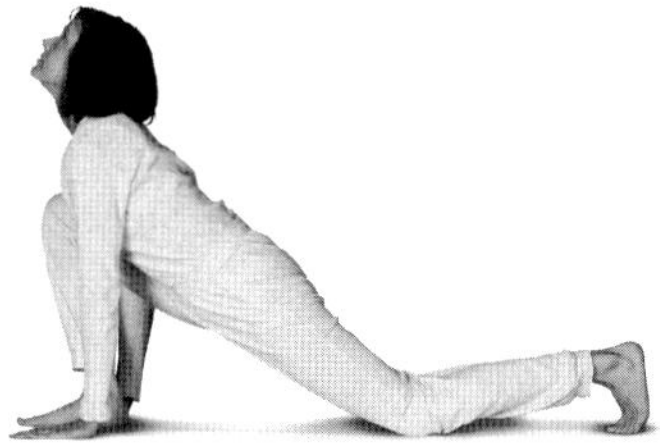

Wirkung: Wie bei Position 12.

15. Stellen Sie den linken Fuß neben den rechten Fuß, heben Sie das Becken hoch und halten Sie die Beine gestreckt. Oberkörper und Arme bilden eine Linie. Die Fußsohlen sollen ganz auf dem Boden aufliegen. Der Kopf hängt locker zwischen den gestreckten Armen.

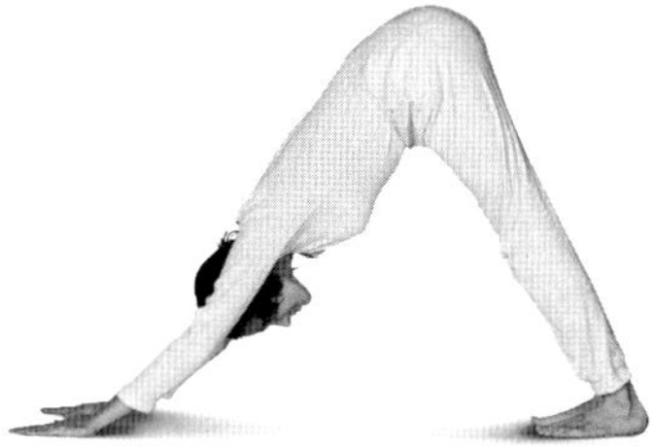

Wirkung: Wie bei Position 5.

16. Senken Sie das Becken zum Boden und richten Sie den Oberkörper mit Hilfe der Arme so weit auf, dass das Becken noch auf dem Boden aufliegt. Richten Sie den Blick nach oben. Achten Sie darauf, dass die Wirbelsäule gleichmäßig gestreckt ist.

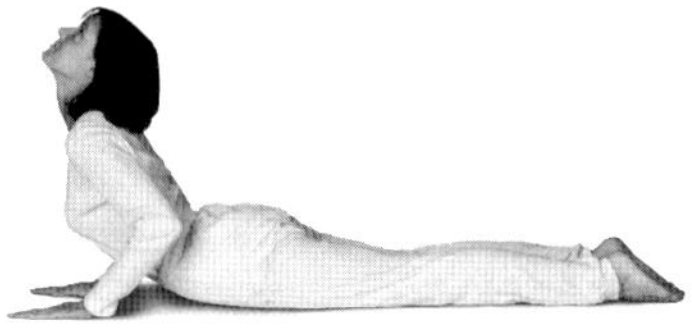

Wirkung: Wie bei Position 4.

17. Stützen Sie den Brustkorb und das Kinn auf den Boden. Die Zehen sind aufgestellt, das Becken vom Boden abgehoben.

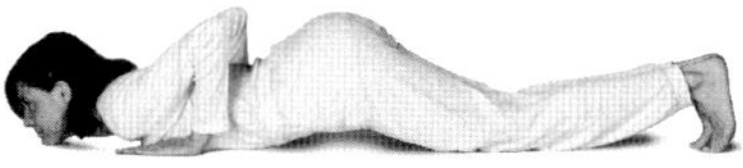

Wirkung: Wie bei Position 3.

18. Bewegen Sie das Becken zu den Fersen. Bauch und Brustkorb liegen auf den Oberschenkeln, Arme und Kopf ruhen auf dem Boden.

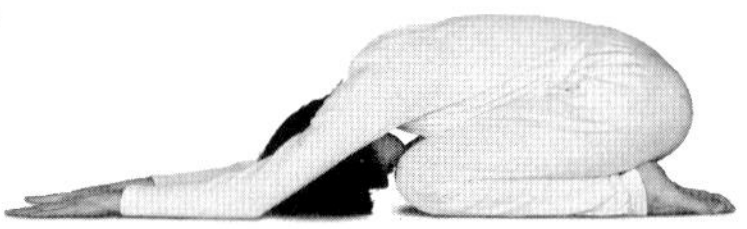

Wirkung: Wie bei Position 2.

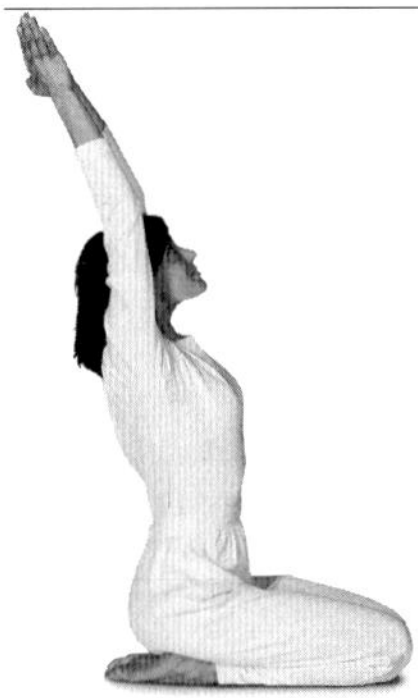

19. Heben Sie die Arme und den Oberkörper von den Hüften aus hoch, bis der Oberkörper aufrecht ist und die gestreckten Arme sich über dem Kopf befinden. Legen Sie die Handflächen aneinander und richten Sie den Blick auf die Hände.

Wirkung: Wie bei Position 1.

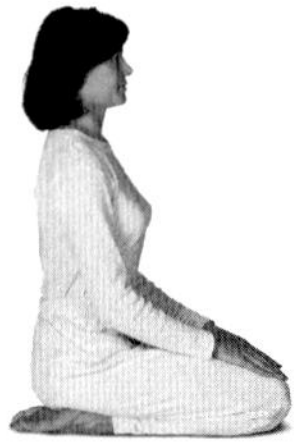

20. Senken Sie die Arme und nehmen Sie wieder die Ausgangsstellung ein.

Wiederholen Sie die Übung, stellen Sie aber nun in Position 6 den linken Fuß zwischen die Hände und in Position 12 wieder nach hinten.

▲ Steigerung:
Wollen Sie die Intensität des Übungsprogramms steigern, so fügen Sie, nach Rücksprache mit Ihrem Arzt, jede Woche 1 Runde Khatu Pranam hinzu.

Entspannen Sie sich anschließend in bequemer Rückenlage. Nehmen Sie sich nun Zeit, die Wirkungen der *Asanas* auf Ihren Körper, auf die Atmung, auf den Herzschlag und auf Ihren Geist nachzuspüren.

Führen Sie anschließend *Pranayama – Nadi Shodhana* Stufe 1 gemäß der Beschreibung (Seite 120) und eine Meditation (Seite 125) durch.

Nach sechs Wochen täglicher Übung der Stufe 1 können Sie mit der Stufe 2 und nach einem weiteren Monat mit Stufe 3 von *Nadi Shodhana* fortsetzen.
In der Folge können Sie mit dem Üben von *Ujjayi Pranayama* beginnen.

Können Sie dieses Übungsprogramm problemlos durchführen, dann können Sie nach Absprache mit Ihrem Arzt mit dem Übungsprogramm 3 fortsetzen.

Übungsprogramm 3

Aufbauprogramm für ein gesundes Herz durch „Yoga im täglichen Leben"

ENTSPANNUNG

■ **Grundstellung:** Rückenlage.

Legen Sie sich bequem auf den Rücken. Bei Bedarf können Sie Ihren Kopf, den Nacken oder die Knie mit einem Kissen unterstützen. Schließen Sie die Augen und entspannen Sie Ihren ganzen Körper. Sie können die Entspannungsübung aus dem Übungsprogramm 1 oder folgende Entspannung durchführen:

Einatmend schließen Sie die rechte Hand zu einer festen Faust, der Daumen liegt innen. Spüren Sie bewusst den Spannungszustand der Muskeln.
Ausatmend entspannen Sie die rechte Hand. Fühlen Sie nun ebenso bewusst die Entspannung der vorher angespannten Muskeln.
Wiederholen Sie diese Übung einmal.

Einatmend schließen Sie die rechte Hand zu einer festen Faust und drücken Sie den ganzen rechten Arm gegen die Unterlage.
Ausatmend entspannen Sie den rechten Arm und die rechte Hand ganz bewusst.
Wiederholen Sie diese Übung einmal.

Führen Sie die Übung ebenso mit der linken Hand und mit dem linken Arm durch.

Einatmend bewegen Sie die rechte Fußspitze nach oben. Spüren Sie die Anspannung der vorderen Unterschenkelmuskulatur.
Ausatmend lassen Sie den rechten Fuß wieder ganz locker.
Wiederholen Sie die Übung einmal.

Einatmend bewegen Sie die rechte Fußspitze nach oben und drücken Sie die Kniekehle zum Boden. Spüren Sie die Anspannung der Fuß- und Beinmuskeln.

Ausatmend lassen Sie den rechten Fuß und das rechte Bein wieder bewusst locker.
Wiederholen Sie die Übung einmal.

Führen Sie die Übung ebenso mit dem linken Fuß und mit dem linken Bein durch.

Einatmend drücken Sie den Kopf und die Lendenwirbelsäule gegen die Unterlage.
Ausatmend lassen Sie die Nacken- und Rückenmuskeln wieder ganz locker werden.
Wiederholen Sie die Übung einmal.

Einatmend spannen Sie die Hände und Arme, die Füße und Beine, den Nacken, den Rücken, den Bauch und das Gesicht fest an.
Ausatmend entspannen Sie wieder Ihren ganzen Körper.
Wiederholen Sie diese Übung einmal.

Atmen Sie schließlich 3 x tief ein und aus und spüren Sie der Wirkung der Übung nach.

Wirkung:
Diese Entspannungsübung reguliert den Spannungszustand der Muskulatur und die Funktion des vegetativen Nervensystems. Sie fördert die Durchblutung und schult eine bewusste Entspannungsfähigkeit.

ATEMÜBUNG

Diese Atemübung ist in allen drei Übungsteilen gleich.

■ **Grundstellung:** Rückenlage.

- Fühlen Sie Ihren Atemstrom zwischen Nabel und Kehlkopf.
- Nehmen Sie die Einatmung, die Ausatmung und die Atempause dazwischen ganz bewusst wahr.
- Warten Sie immer die natürliche Atempause ab und lassen Sie den nächsten Atemzug ganz von selbst kommen. Erleben Sie die vollkommene körperliche und geistige Ruhe und Entspannung, die sich während der Atempause einstellt.

Nehmen Sie sich 10 Atemzüge für diese Atemübung Zeit.

Legen Sie anschließend eine Hand auf den Bauch.
Fühlen Sie, wie sich der Bauch während der Einatmung nach oben bewegt und wie er bei der Ausatmung wieder ganz entspannt nach unten sinkt. Nehmen Sie die Atempause wahr.

Führen Sie die bewusste Bauchatmung 5-10 Atemzüge lang durch.

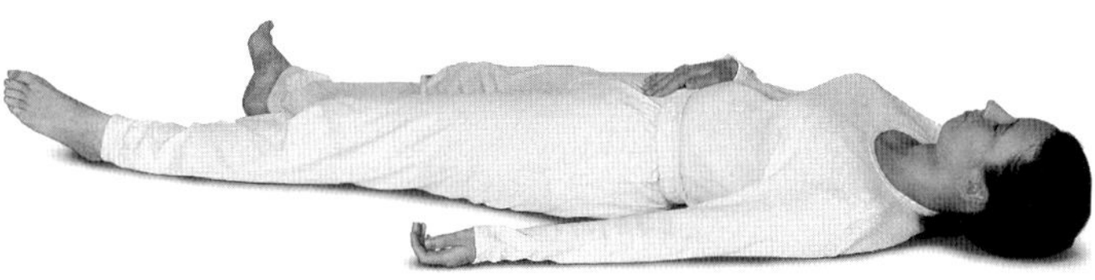

Legen Sie anschließend die zweite Hand auf den Brustkorb. Nehmen Sie nun die *Yoga-Vollatmung* wahr.

- Während der Einatmung hebt sich zuerst der Bauch und dann der Brustkorb.
- Während der Ausatmung sinkt zuerst der Brustkorb und dann der Bauch wieder ganz entspannt nach unten.

Nehmen Sie die feine Wellenbewegung der *Yoga-Vollatmung* 5-10 Atemzüge lang wahr.

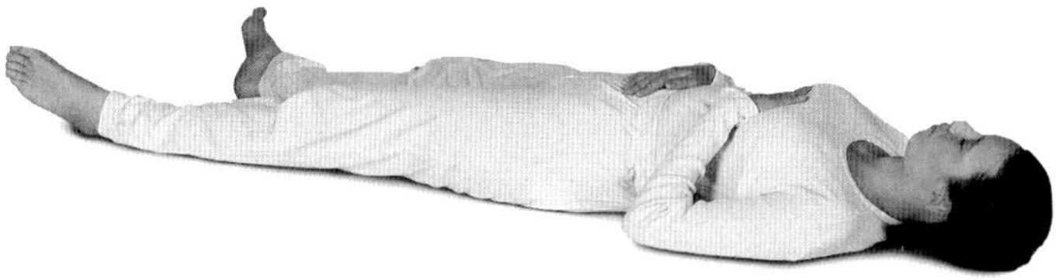

Wirkung:
Durch die Übung wird die richtige Atmung erlernt, die eine wichtige Voraussetzung für eine gesunde Herz-Kreislauf-Funktion sowie für eine gesunde Stoffwechselfunktion ist. Die *Yoga-Vollatmung* fördert die Entspannung, wirkt beruhigend auf die Atmung und ausgleichend auf den Herzschlag und den Blutdruck. Die *Yoga-Vollatmung* verstärkt erheblich die Wirkungen der *Asanas*.

KÖRPER STRECKEN

■ **Grundstellung:** Rückenlage.

a) Beidseitige Streckung

Einatmend heben Sie beide Arme über den Kopf bis zum Boden und ziehen Sie die Fußspitzen nach oben. Dehnen Sie Ihren ganzen Körper, indem Sie die Fersen und die Hände in die entgegengesetzten Richtungen bewegen. Drücken Sie dabei die Lendenwirbelsäule nach unten.
Ausatmend legen Sie die Arme wieder neben den Körper und entspannen Sie sich.

Führen Sie die Übung 3 x im Atemrhythmus durch.

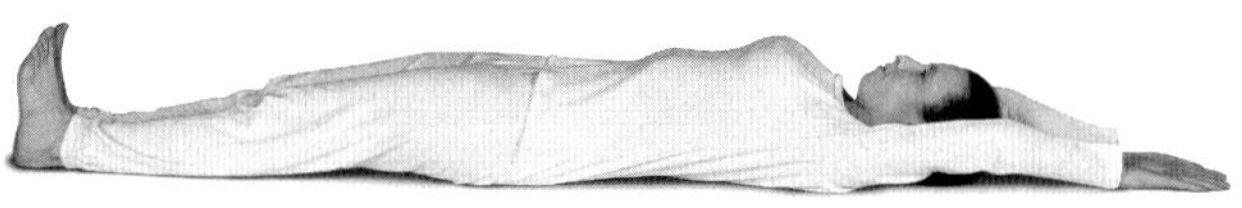

b) Diagonale Streckung

Einatmend heben Sie wieder beide Arme und legen Sie sie neben den Kopf. Dehnen Sie den Körper diagonal, indem Sie die rechte Hand und die linke Ferse in die entgegengesetzten Richtungen strecken.
Ausatmend lösen Sie die Dehnung, entspannen Sie Ihren Körper. Die Arme bleiben aber neben dem Kopf liegen.

Führen Sie die Übung 3 x in jeder Diagonale im Atemrhythmus durch.

Legen Sie die Arme anschließend wieder neben den Körper und fühlen Sie die Wirkung der Übung.

Wirkung:
Die Übung dehnt, entspannt und erfrischt den ganzen Körper. Sie vertieft die Atmung und unterstützt ein freies Fließen der Lebensenergie.

TORSION MIT GESTRECKTEN BEINEN

■ **Grundstellung:** Rückenlage die Arme sind seitlich in Schulterhöhe ausgestreckt und die Handflächen nach oben gerichtet.

Strecken Sie die Arme seitlich in Schulterhöhe aus.

Einatmend stellen Sie die linke Ferse zwischen die große und die zweite Zehe des rechten Fußes. Die Beine sind gestreckt.

Ausatmend bewegen Sie die Füße nach rechts, bis sie den Boden berühren, und drehen Sie gleichzeitig den Kopf nach links. Die Arme und die Schultern bleiben auf dem Boden.
Einatmend kommen Sie wieder zur Mitte.

Führen Sie diese Drehung 3 x im Atemrhythmus durch.

Wechseln Sie die Fußstellung und drehen Sie nun die Füße nach links und gleichzeitig den Kopf nach rechts.

Führen Sie diese Drehung wieder 3 x im Atemrhythmus durch.

Kehren Sie dann wieder in die Ausgangsstellung zurück.

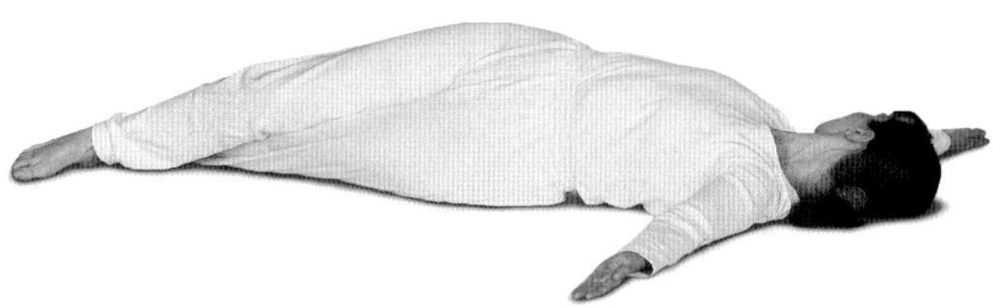

Wirkung:
Die Übung verhilft zu einer harmonischen, tiefen Atmung. Sie reguliert die Körperspannung und wirkt ausgleichend auf das Nervensystem.

RADFAHREN (MIT BEIDEN BEINEN)

■ **Grundstellung:** Rückenlage. Die Arme liegen neben dem Körper.

Normal atmend führen Sie mit beiden Beinen abwechselnd Radfahrbewegungen durch. Während ein Bein gebeugt wird, wird das andere Bein ausgestreckt.
Beginnen Sie die Bewegungen langsam und steigern Sie dann das Tempo.

Führen Sie 10 Radfahrbewegungen vorwärts und 10 weitere Radfahrbewegungen rückwärts durch.

▲ **Steigern** Sie die Übungsanzahl je nach Ihrem Befinden und Ihrer Kondition.

➤ **Achtung:** Bei Rückenbeschwerden können Sie bei der Übung die Hände unter das Becken legen. Bereitet die Übung trotzdem Schmerzen, dann führen Sie die Übung nur mit einem Bein durch. (siehe Übungsprogramm 2)

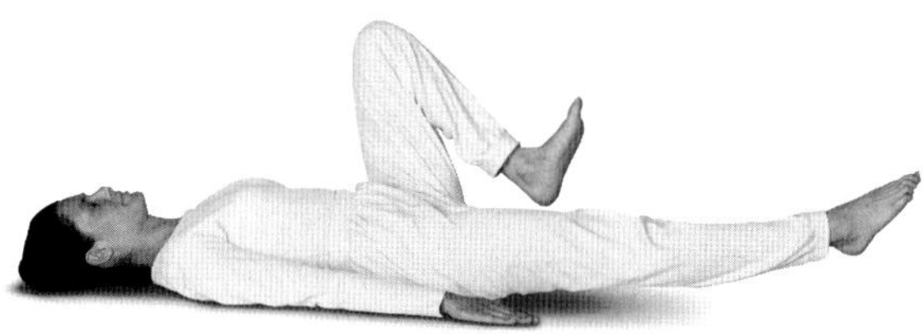

Wirkung:
Die Übung regt den Kreislauf und die Herztätigkeit an. Sie fördert die Durchblutung und unterstützt den venösen Kreislauf in den Beinen. Sie verbessert die Kondition und stärkt die Atmungsorgane.

VIPARITAKARANI MUDRA (HALBER SCHULTERSTAND – „ENERGIE-REGENERATION")

■ **Grundstellung:** Rückenlage. Die Arme befinden sich neben dem Körper.

Einatmend beugen Sie die Knie, heben Sie die Beine und das Becken hoch und stützen Sie das Becken mit den Händen ab. Strecken Sie die Beine gerade nach oben. Entspannen Sie die Fuß- und Beinmuskeln so gut wie möglich.
Normal atmend verweilen Sie in dieser Position, so lange es Ihnen angenehm ist.
Ausatmend beugen Sie die Beine und bewegen Sie die Knie in Richtung Stirn. Senken Sie dann langsam das Becken und die Beine zum Boden ab.

➤ **Achtung:** Bei hohem Blutdruck, Schwindelgefühlen oder bei auftretenden Herzbeschwerden führen Sie die Übung nicht durch.

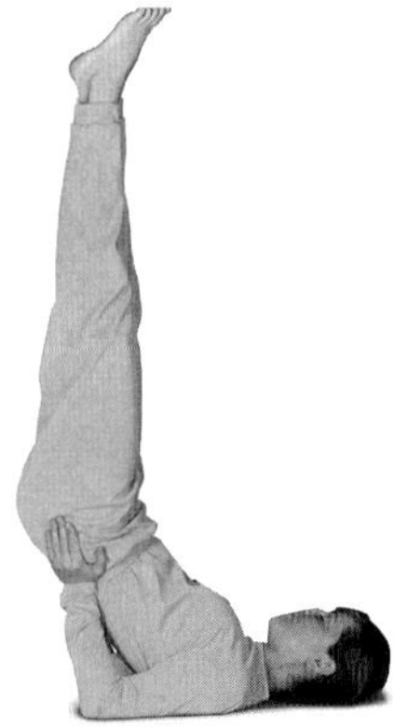

Wirkung:
Die Übung erfrischt den ganzen Körper. Sie reguliert die Drüsentätigkeit und fördert die Durchblutung in den Organen. Sie unterstützt den Lymph- und Venenrückfluss in den Beinen.

SETU ASANA (BRÜCKE)

■ **Grundstellung:** Langsitz. Stützen Sie sich mit den Händen hinter dem Körper ab. Die Finger zeigen nach hinten.

Einatmend heben Sie den Oberkörper und das Becken. Die Fußsohlen und die Hände sind auf dem Boden abgestützt. Der Kopf hängt entspannt nach hinten.
Ausatmend kehren Sie wieder in die Ausgangsstellung zurück.

Führen Sie die Übung 3 x im Atemrhythmus durch.

➤ **Achtung:** Bei Bluthochdruck, Schwindel, Überfunktion der Schilddrüse oder Beschwerden in der Halswirbelsäule soll der Kopf nicht nach hinten bewegt werden. Wenn Sie einen Herzschrittmacher haben, fragen Sie ihren Arzt bezüglich Durchführung dieser Übung.

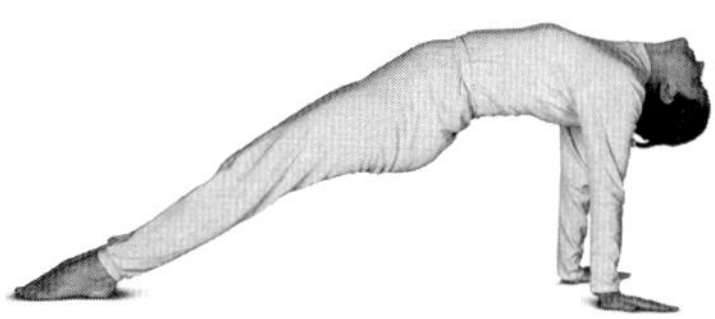

Wirkung:
Die Übung erfrischt und kräftigt den ganzen Körper. Sie dehnt die Vorderseite des Brustkorbs, fördert eine aufrechte Haltung und wirkt vertiefend auf die Atmung.

RUDERN

■ **Grundstellung:** Langsitz. Die Hände liegen auf den Oberschenkeln.

a) Vorwärts

Legen Sie die Hände mit nach unten gerichteten Handflächen neben die Knie.

Einatmend ziehen Sie die Arme mit gebeugten Ellbogen nach hinten, schließen Sie die Hände zu Fäusten (mit den Daumen innen) und lehnen Sie den Oberkörper weit zurück. Strecken Sie die Arme nach oben und strecken Sie die Finger aus. Richten Sie den Oberkörper auf und strecken Sie sich von den Hüftgelenken aus weit nach oben.
Ausatmend beugen Sie den Oberkörper mit den gestreckten Armen weit nach vorne.
Einatmend beugen Sie wieder die Arme und bewegen Sie die Ellbogen nach hinten. Fahren Sie mit der Ruderbewegung fort.

Führen Sie die Übung 10 x im Atemrhythmus durch.

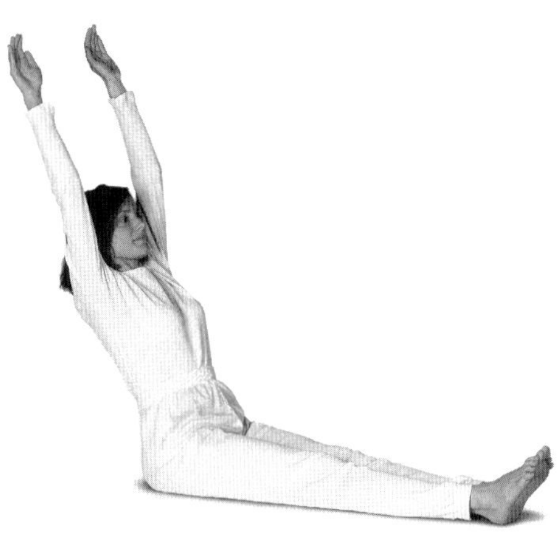

b) Rückwärts

Strecken Sie die Arme aus und legen Sie die Hände mit nach oben gerichteten Handflächen neben die Knie.

Ausatmend beugen Sie den Oberkörper von den Hüftgelenken aus mit gestreckten Armen weit nach vorne.
Einatmend strecken Sie den Oberkörper und die Arme hoch und schließen Sie die Hände zu Fäusten. Lehnen Sie den Oberkörper weit zurück, beugen Sie die Ellbogen und bewegen Sie sie nach unten. Öffnen Sie die Faust mit den Handflächen nach oben.
Ausatmend bewegen Sie die Arme und den Oberkörper weit nach vorne.
Einatmend fahren Sie mit den Ruderbewegungen fort.

Führen Sie die Übung 10 x im Atemrhythmus durch.

▲ **Steigern** Sie langsam die Übungsanzahl je nach Ihrem Befinden und Ihrer Kondition.

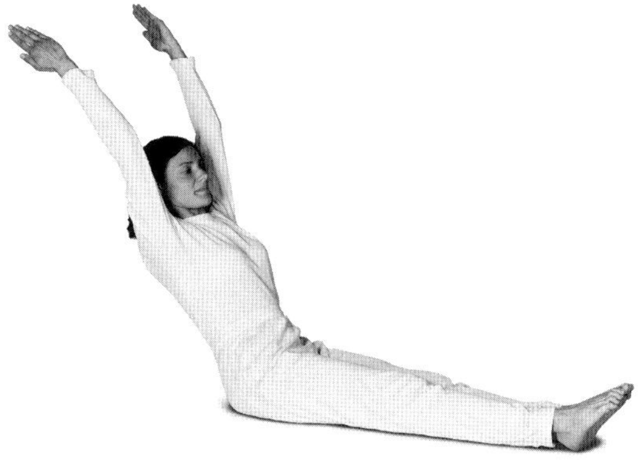

Wirkung:
Die Übung regt den Stoffwechsel, den Kreislauf und die Herztätigkeit an. Sie fördert die Kondition und die Durchblutung des gesamten Körpers und vertieft die Atmung.

Entspannen Sie sich eine Weile in Rückenlage und spüren Sie die Wirkung der *Asanas* auf den Kreislauf und die Atmung.

TRIKONASANA (TRIANGEL)

■ **Grundstellung:** Stand mit gegrätschten Beinen.

Variation a)

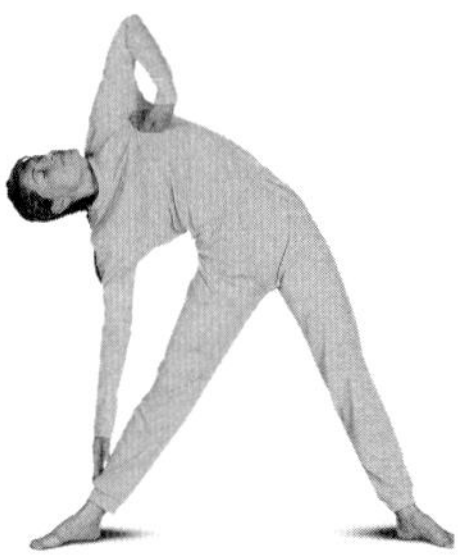

Atmen Sie tief *ein.*

Ausatmend neigen Sie den Oberkörper nach rechts. Die rechte Hand gleitet am gestreckten Bein entlang bis zum Knöchel. Die linke Hand bewegt sich entlang der linken Körperseite hinauf bis zur Achsel. Richten Sie den Blick zum linken Ellbogen und bleiben Sie kurz in dieser Position.
Einatmend richten Sie sich langsam wieder auf.
Führen Sie die Übung zur anderen Seite durch.

Wiederholen Sie die Übung zu jeder Seite einmal.

Variation b)

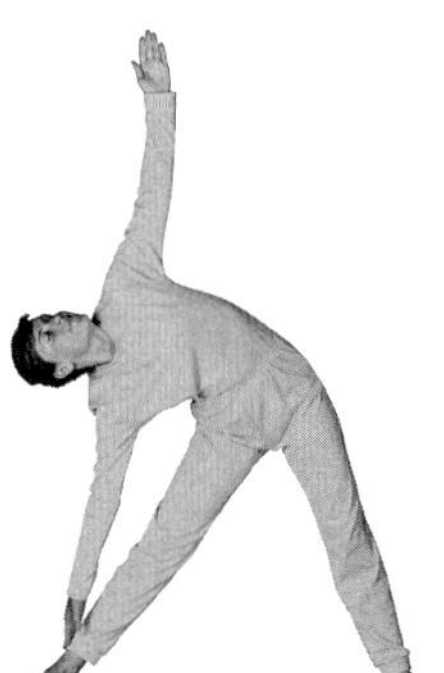

Atmen Sie tief *ein* und heben Sie die Arme seitlich bis in Schulterhöhe.

Ausatmend neigen Sie den Oberkörper nach rechts, bis die rechte Hand den Knöchel berührt. Der linke Arm wird senkrecht nach oben gestreckt, die Handfläche zeigt nach vorne. Richten Sie den Blick zur linken Hand. Bleiben Sie kurz in dieser Position.
Einatmend richten Sie sich langsam wieder auf. Die Arme sind seitlich ausgestreckt.
Ausatmend nehmen Sie die Ausgangsposition ein.
Führen Sie die Übung nun zur anderen Seite durch.

Wiederholen Sie die Übung zu jeder Seite einmal.

Variation c)

Atmen Sie tief *ein* und heben Sie die Arme seitlich bis in Schulterhöhe.

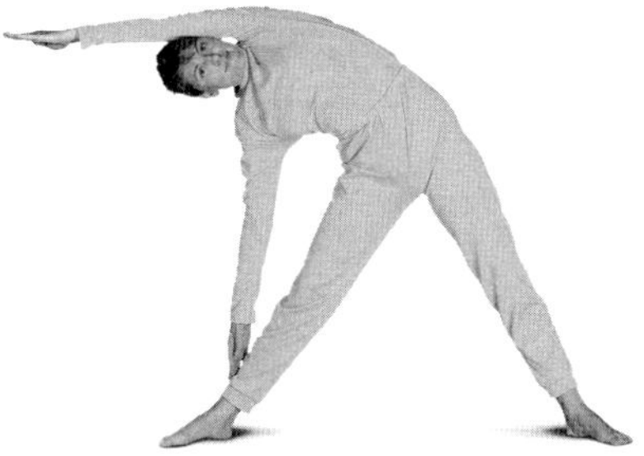

Ausatmend neigen Sie den Oberkörper nach rechts, bis die rechte Hand den Knöchel berührt. Der linke Arm wird ausgestreckt über den Kopf bewegt, bis der Oberarm das Ohr berührt.
Bleiben Sie kurz in dieser Position.
Einatmend richten Sie sich langsam wieder auf. Die Arme sind seitlich ausgestreckt.
Ausatmend senken Sie die Arme. Führen Sie die Übung nun zur anderen Seite durch.

Wiederholen Sie die Übung zu jeder Seite einmal.

➤ **Achtung**: Wenn Sie einen Herzschrittmacher haben, dann fragen Sie einen Arzt ob Sie diese Variation durchführen dürfen.

Variation d)

Atmen Sie tief *ein* und heben Sie die Arme seitlich bis in Schulterhöhe.

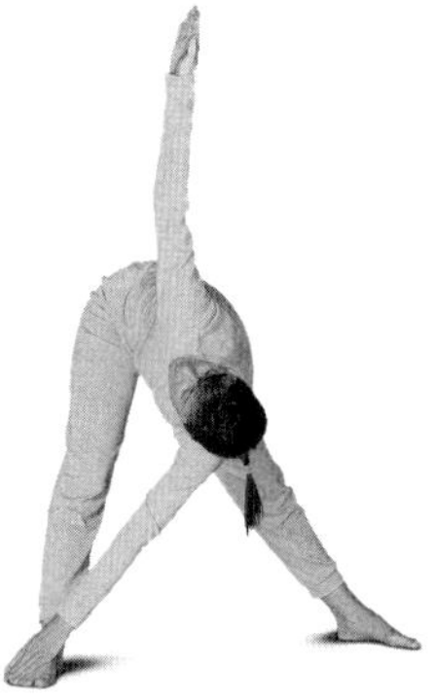

Ausatmend drehen Sie den Oberkörper nach rechts und beugen Sie ihn nach vorne, bis die linke Hand den rechten Knöchel berührt. Der rechte Arm ist senkrecht nach oben ausgestreckt, der Blick auf die rechte Hand gerichtet.
Bleiben Sie kurz in dieser Position.
Einatmend richten Sie sich langsam wieder auf. Die Arme sind seitlich ausgestreckt.
Ausatmend nehmen Sie die Ausgangsposition ein.
Führen Sie die Übung nun zur anderen Seite durch.

Wiederholen Sie die Übung zu jeder Seite einmal.

Variation e)

Einatmend umfassen Sie hinter dem Rücken mit der rechten Hand das linke Handgelenk.
Ausatmend drehen Sie den rechten Fuß und den Oberkörper nach rechts, beugen Sie das rechte Knie und führen Sie die Nase zum Knie. Das linke Bein bleibt dabei gestreckt.
Bleiben Sie kurz in dieser Position.
Einatmend richten Sie sich langsam wieder auf.
Ausatmend nehmen Sie die Ausgangsposition ein.
Führen Sie die Übung nun zur anderen Seite durch.

Wiederholen Sie die Übung zu jeder Seite einmal.

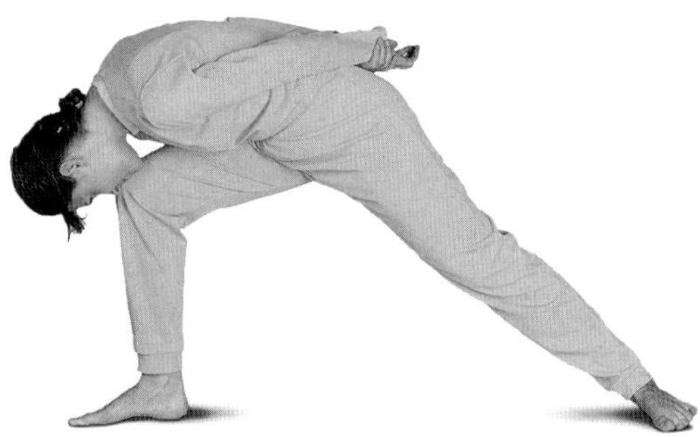

Wirkung:
Die Übung wirkt ausgleichend auf das Nervensystem und auf die Organe. Sie reguliert die Herztätigkeit, vertieft die Atmung und lenkt sie vermehrt in die seitlichen Bereiche des Brustkorbs. Sie fördert die Beweglichkeit der Wirbelsäule.

TADASANA (PALME)

■ **Grundstellung:** Stand mit geschlossenen Beinen.

Ausatmend verschränken Sie die Finger vor dem Körper und drehen Sie die Handflächen nach unten.

Einatmend heben Sie die Arme über den Kopf. Strecken Sie den ganzen Körper durch und richten Sie den Blick zu den Händen oder nach vorne.
Ausatmend senken Sie die Hände zum Kopf und die Fersen zum Boden.

Wiederholen Sie die Körperstreckung 10 x im Atemrhythmus und kommen Sie dann wieder in die Ausgangsstellung zurück.

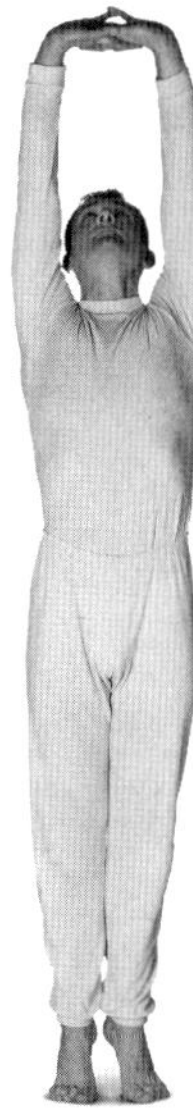

Wirkung:
Die Übung belebt und stärkt den ganzen Körper. Sie vertieft die Atmung, stärkt die Lungen und reguliert die Organfunktionen. Sie harmonisiert das Nervensystem und regt die Durchblutung an.

VIRASANA (HELDENPOSE)

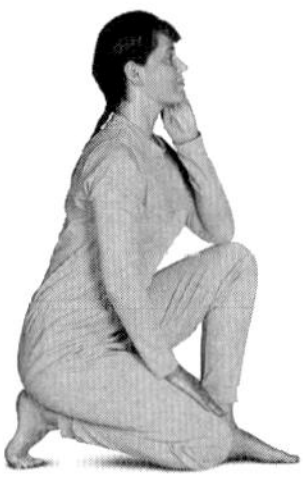

■ **Grundstellung:** Fersensitz (*Vajrasana*).
Die Hände ruhen auf den Oberschenkeln.

Stellen Sie den rechten Fuß nach vorne neben das linke Knie mit der ganzen Fußsohle auf den Boden. Stützen Sie den rechten Ellbogen auf das rechte Knie und legen Sie das Kinn in die Hand. Die linke Hand ruht auf dem linken Oberschenkel. Stellen Sie die Zehen des linken Fußes auf. Die linke Beckenseite ruht auf der linken Ferse. Konzentrieren Sie sich auf einen Punkt vor Ihnen. *Normal atmend* bleiben Sie in dieser Position, so lange es Ihnen angenehm ist.
Kehren Sie dann in die Ausgangsposition zurück.

Wiederholen Sie die Übung auch auf der anderen Seite.

Variation

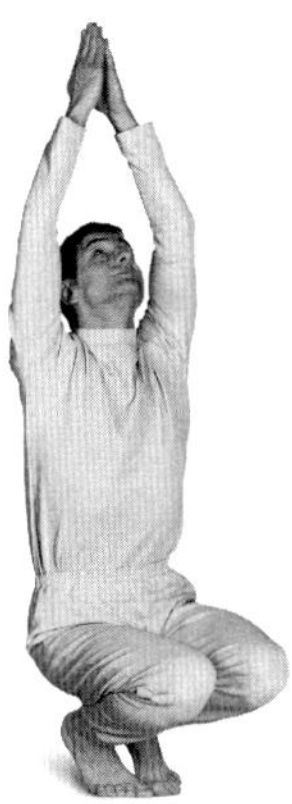

■ **Grundstellung:** Hocke. Das Körpergewicht liegt auf den Zehen, die Hände liegen auf den Oberschenkeln. Der Rücken ist gerade.

Normal atmend schließen Sie die Augen und bleiben Sie eine Weile in dieser Position.
Falten Sie die Hände vor der Brust und konzentrieren Sie sich in dieser Stellung auf Ihren Körper.
Öffnen Sie die Augen und strecken Sie die Hände über den Kopf. Die Hände bleiben gefaltet. Schließen Sie die Augen und konzentrieren Sie sich in dieser Stellung auf Ihren Körper.
Führen Sie die Hände wieder vor die Brust. Öffnen Sie die Augen und legen Sie die Hände auf die Knie.
Kehren Sie langsam in die Ausgangsstellung zurück.

Wirkung:
Die Übung wirkt beruhigend auf das Nervensystem und die Herzfunktion. Sie fördert ein gutes Körpergefühl, den Gleichgewichtssinn und die Konzentration. Sie vertieft die Atmung und fördert eine gute Körperhaltung. Sie wirkt außerdem gegen Ängste.

KHATU PRANAM (GRUSS AN KHATU)

Führen Sie 4 Runden *Khatu Pranam*, gemäß der Beschreibung im Übungsprogramm 2 durch (Seite 91).

▲ **Steigern** Sie langsam die Übungsanzahl je nach Ihrem Befinden und Ihrer Kondition.

Wenn Sie keine Herzschwäche oder Herzerkrankung haben oder hatten und wenn es ärztlicherseits keine Einwände gibt, können Sie *Khatu Pranam* mit der folgenden Atemanleitung durchführen. Bei einigen Positionen wird der Atem angehalten. Der angehaltene Atem (*Kumbhaka*) kann unseren Stoffwechsel und unsere Herztätigkeit sehr günstig beeinflussen. Allerdings bedeutet das Anhalten des Atems unmittelbar eine vermehrte Belastung für das Herz.

➤ **Achtung:** Bei Herzschwäche oder Herzerkrankung soll der Atem nicht angehalten werden. In diesem Fall üben Sie die einzelnen Positionen von *Khatu Pranam* mit normaler Atmung, wie es im Übungsprogramm 2 beschrieben wurde.

KHATU PRANAM (MIT DER ATMUNG KOORDINIERT)

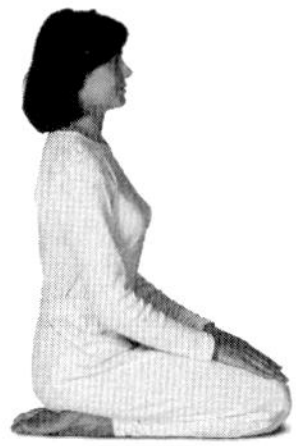

■ **Grundstellung:** Setzen Sie sich in *Vajrasana* (Fersensitz). Oberkörper und Kopf befinden sich in einer Linie.
Die Hände ruhen auf den Oberschenkeln.

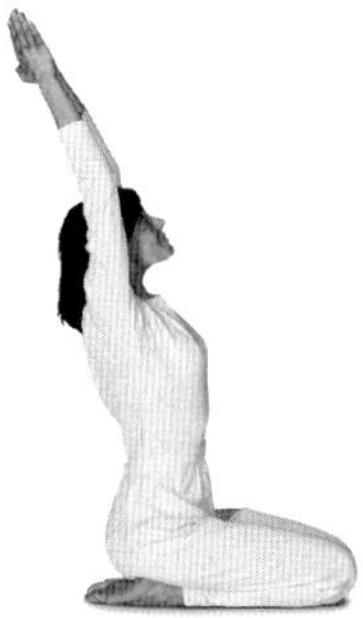

1. *Einatmend* führen Sie die gestreckten Arme über den Kopf.
Legen Sie die Handflächen aneinander und richten Sie den Blick auf die Hände.

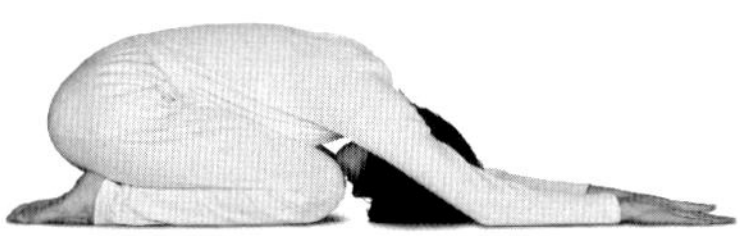

2. *Ausatmend* drehen Sie die Handflächen nach vorne und beugen Sie sich von den Hüftgelenken aus mit geradem Oberkörper nach vorne, bis Arme und Stirn den Boden berühren.

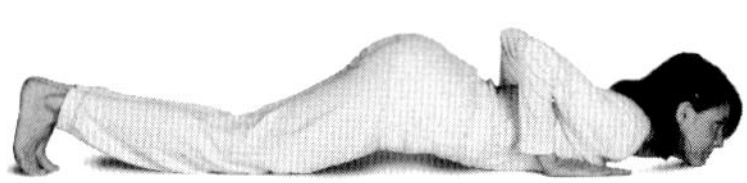

3. *Einatmend* ziehen Sie den Oberkörper knapp über dem Boden nach vorne, bis sich die Schultern zwischen den Händen befinden. Stützen Sie das Kinn und den Brustkorb auf den Boden. Die Zehen sind aufgestellt, das Becken vom Boden abgehoben.

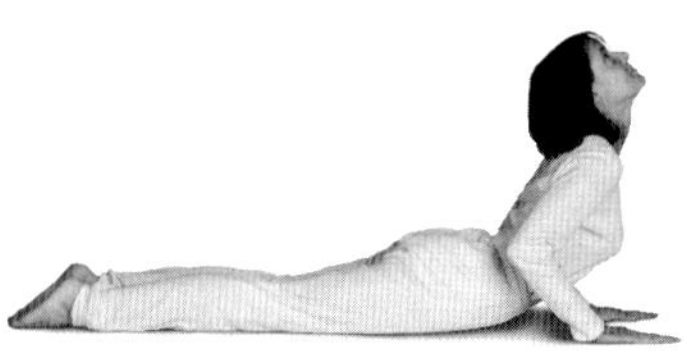

4. Den *Atem anhaltend* senken Sie das Becken zum Boden und richten Sie den Oberkörper mit Hilfe der Arme so weit auf, dass das Becken noch auf dem Boden aufliegt. Richten Sie den Blick nach oben. Achten Sie darauf, dass die Wirbelsäule gleichmäßig gestreckt ist.

5. *Ausatmend* heben Sie das Becken hoch und halten Sie die Beine gestreckt. Oberkörper und Arme bilden eine Linie. Die Fußsohlen sollen ganz auf dem Boden aufliegen. Der Kopf hängt locker zwischen den gestreckten Armen.

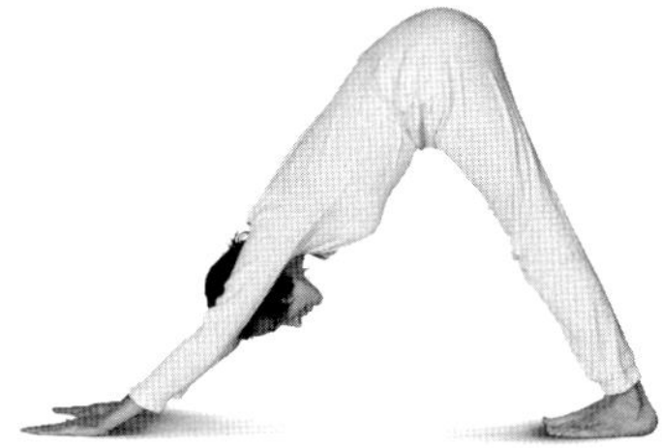

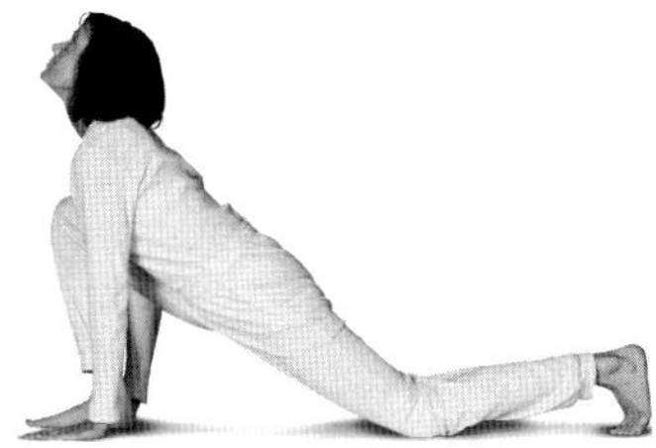

6. *Einatmend* stellen Sie den rechten Fuß zwischen die Hände und stützen Sie das linke Knie am Boden ab. Die Handflächen oder Finger berühren den Boden. Heben Sie den Kopf und richten Sie den Blick nach oben.

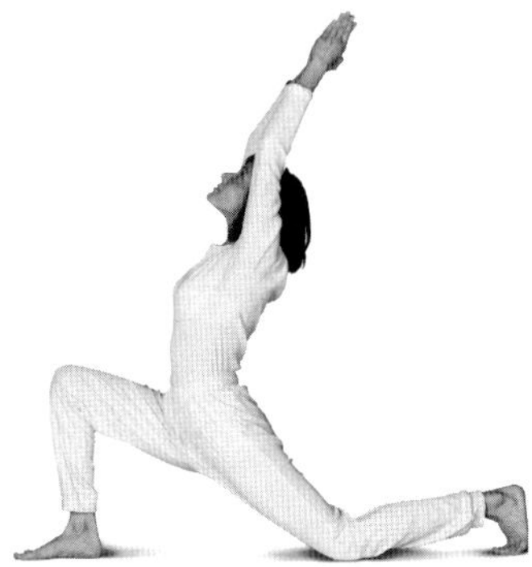

7. Den *Atem anhaltend* heben Sie die Arme über den Kopf und legen Sie die Handflächen aneinander.
Richten Sie den Blick auf die Hände. Bewegen Sie das Becken in Richtung Boden.

8. *Ausatmend* senken Sie die Arme wieder, so dass die Handflächen oder Finger den Boden berühren.
Richten Sie den Blick nach oben.

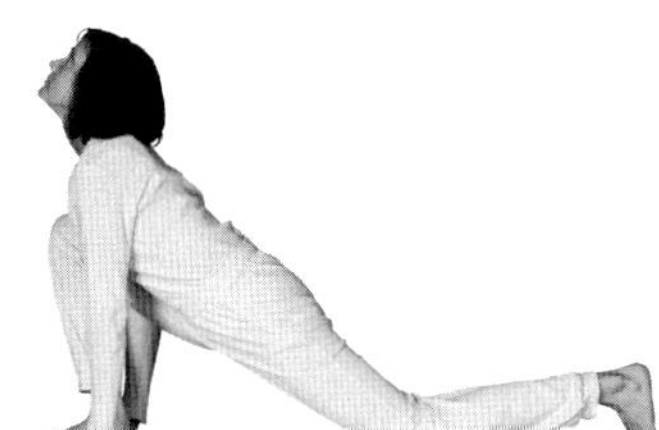

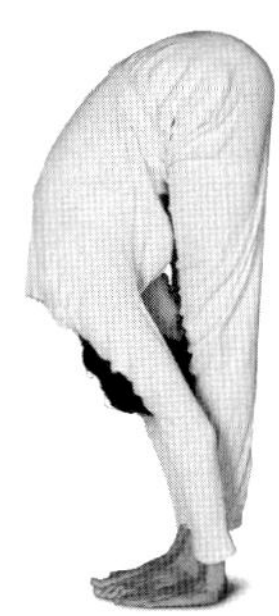

9. Den *Atem anhaltend* stellen Sie den linken Fuß neben den rechten und strecken Sie die Knie durch. Lassen Sie den Oberkörper entspannt hängen.

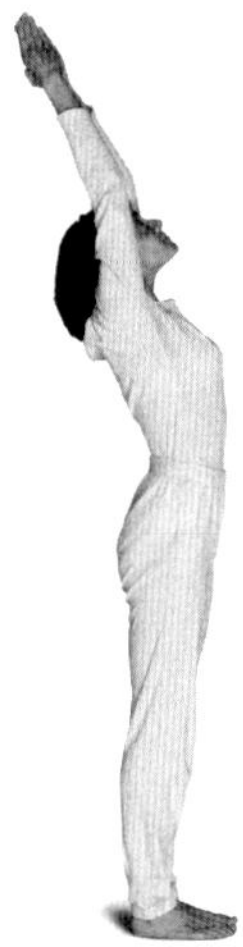

10. *Einatmend* heben Sie den Oberkörper gleichzeitig mit den gestreckten Armen nach oben. Legen Sie die Handflächen aneinander und blicken Sie zu den Händen.

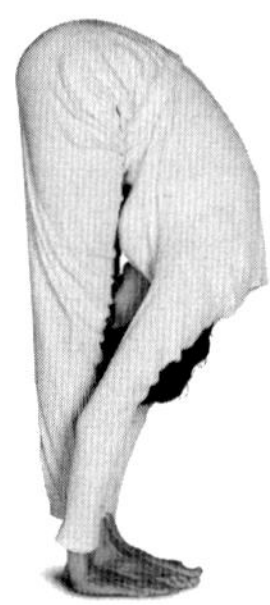

11. *Ausatmend* beugen Sie sich wieder nach vorne und lassen Sie den Oberkörper und den Kopf hängen.

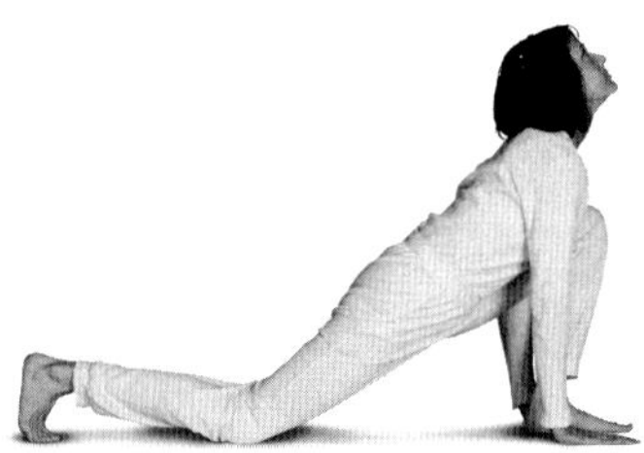

12. *Einatmend* stellen Sie den rechten Fuß zurück und stützen Sie das rechte Knie auf den Boden. Die Handflächen oder Finger berühren den Boden. Heben Sie den Kopf und richten Sie den Blick nach oben.

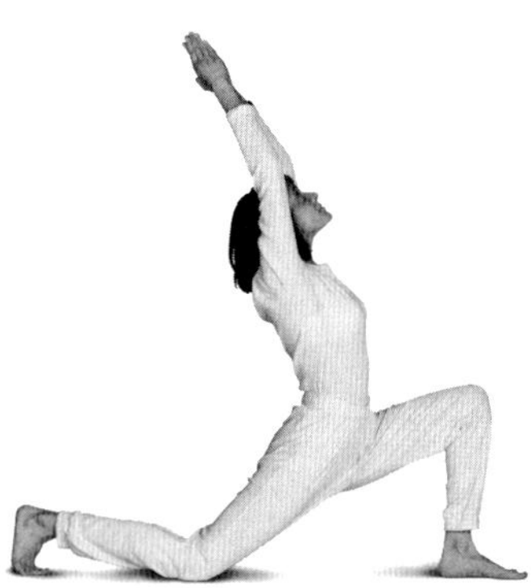

13. Den *Atem anhaltend* heben Sie die Arme über den Kopf und legen Sie die Handflächen aneinander. Richten Sie den Blick auf die Hände. Bewegen Sie das Becken in Richtung Boden.

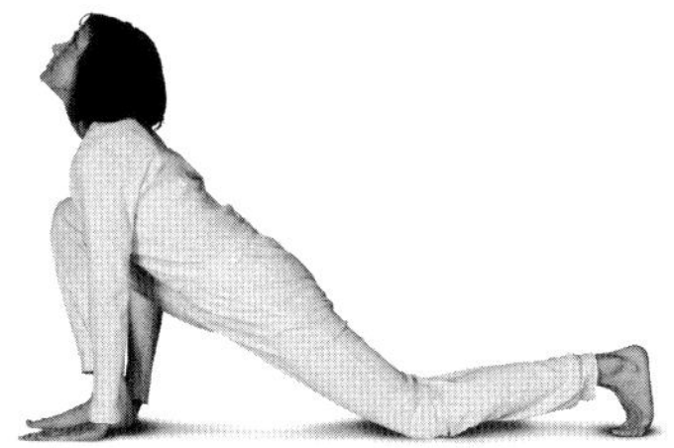

14. *Ausatmend* senken Sie die Arme wieder, so dass die Handflächen oder Finger den Boden berühren. Richten Sie den Blick nach oben.

15. Den *Atem anhaltend* stellen Sie den linken Fuß neben den rechten Fuß, heben Sie das Becken hoch und halten Sie die Beine gestreckt. Der Oberkörper und die Arme bilden eine Linie. Die Fußsohlen sollen ganz auf dem Boden aufliegen. Der Kopf hängt locker zwischen den gestreckten Armen.

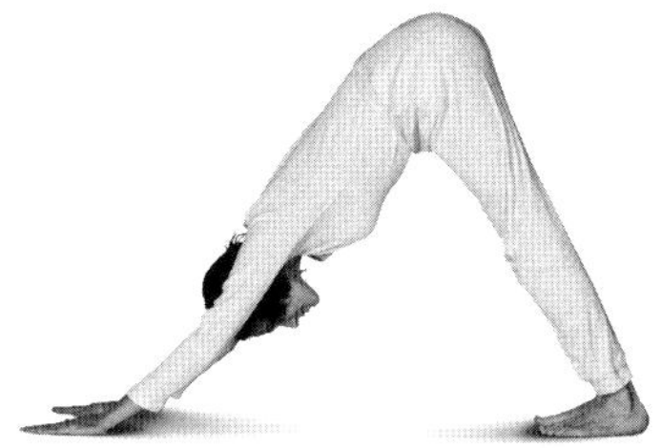

16. *Einatmend* senken Sie das Becken zum Boden und richten Sie den Oberkörper mit Hilfe der Arme so weit auf, dass das Becken noch auf dem Boden aufliegt. Richten Sie den Blick nach oben. Achten Sie darauf, dass die Wirbelsäule gleichmäßig gestreckt ist.

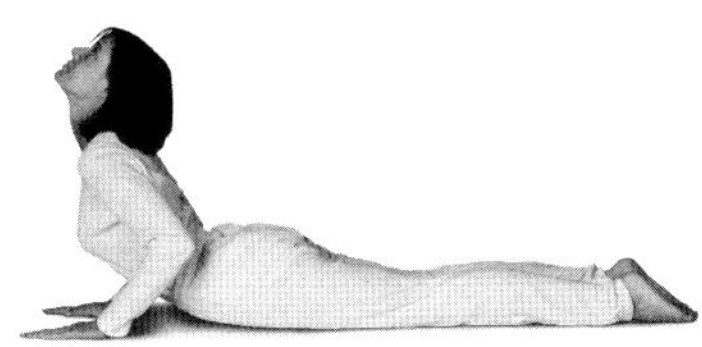

17. *Ausatmend* stützen Sie den Brustkorb und das Kinn auf den Boden.
Die Zehen sind aufgestellt,
das Becken vom Boden abgehoben.

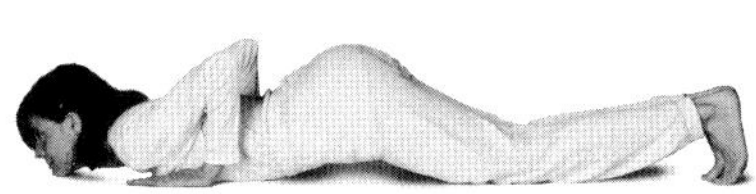

18. Den *Atem anhaltend* bewegen Sie das Becken zu den Fersen. Der Bauch und der Brustkorb liegen nun auf den Oberschenkeln, die Arme und der Kopf ruhen auf dem Boden.

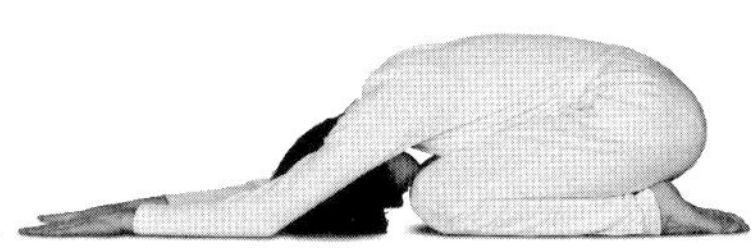

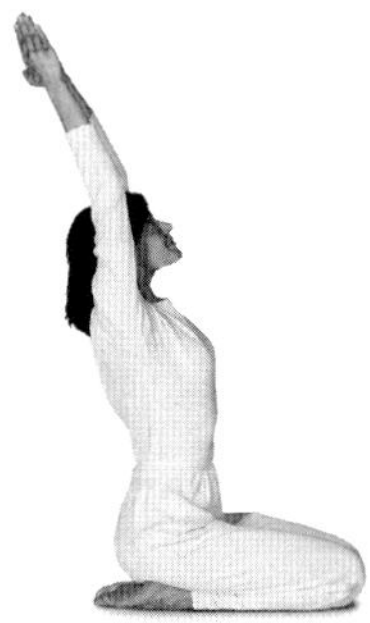

19. *Einatmend* heben Sie Arme und Oberkörper von den Hüften aus hoch, bis sich die gestreckten Arme über dem Kopf befinden. Legen Sie die Handflächen aneinander und richten Sie den Blick auf die Hände.

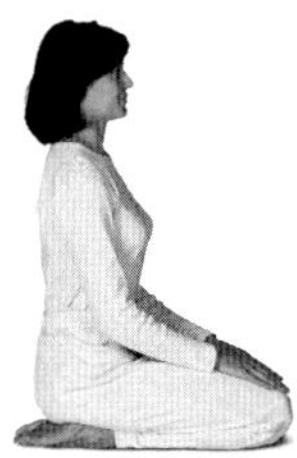

20. *Ausatmend* senken Sie die Arme und nehmen Sie wieder die Ausgangsstellung ein.

Wiederholen Sie die Übung, stellen Sie aber nun in Position 6 den linken Fuß zwischen die Hände und in Position 12 wieder nach hinten.

▲ **Steigern** Sie langsam die Übungsanzahl je nach Ihrem Befinden und Ihrer Kondition.

Entspannen Sie sich anschließend in bequemer Rückenlage. Nehmen Sie sich nun Zeit, die Wirkungen der *Asanas* auf Ihren Körper, auf die Atmung, auf den Herzschlag und auf Ihren Geist zu spüren.

Führen Sie anschließend *Pranayama* und eine Meditation gemäß der Beschreibung auf den folgenden Seiten durch.

Pranayama

Allgemeine Richtlinien für die Durchführung von *Pranayama*

- Die Atemübungen sollen immer angenehm sein und ohne Anstrengung durchgeführt werden können.
- Bei Atembeschwerden oder anderen körperlichen Beschwerden soll die Atemübung abgebrochen werden.
- Die Reihenfolge der im Folgenden beschriebenen Atemtechniken soll unbedingt eingehalten werden. Die Durchführung jeder Atemübung setzt die Praxis der vorher beschriebenen Übung voraus.
- Jede Stufe von *Nadi Shodhana* soll mindestens sechs Wochen lang geübt werden, um für die folgende Stufe entsprechend vorbereitet zu sein.
- Für das Üben von *Pranayama* soll eine bequeme, entspannte und aufrechte Sitzposition gewählt werden.
- Der Raum soll gut gelüftet und angenehm temperiert sein.
- Die Übungskleidung darf die Atmung nicht behindern.

NADI SHODHANA STUFE 1

■ **Grundstellung:** Nehmen Sie eine bequeme Sitzhaltung ein. Verwenden Sie als Sitzunterlage ein Kissen oder eine Decke, die es ihnen ermöglicht, aufrecht und bequem zu sitzen. Die Hände liegen auf den Oberschenkeln, die Handflächen sind nach oben gerichtet. Daumen und Zeigefinger berühren einander. Der Rücken ist gerade und entspannt.
Schließen Sie die Augen und konzentrieren Sie sich einige Minuten lang auf die Entspannung Ihres ganzen Körpers.
Lenken Sie dann Ihr Bewusstsein auf die Atmung.
Fühlen Sie die Ein- und Ausatmung zwischen Nabel und Kehlkopf.
Nach einigen Atemzügen lenken Sie die Aufmerksamkeit auf das rechte und linke Nasenloch und fühlen Sie dort den ein- und ausfließenden Atemstrom.

Nehmen Sie nun *Pranayama Mudra* (*mudra* = Haltung) ein:

- Legen Sie Zeige- und Mittelfinger der rechten Hand auf die Mitte der Stirn, zwischen die Augenbrauen („Augenbrauenzentrum").
- Verschließen Sie mit dem Daumen das rechte Nasenloch und atmen Sie durch das linke Nasenloch 20 x mit der *Yoga-Vollatmung* langsam und entspannt ein und aus.
- Öffnen Sie dann das rechte Nasenloch, verschließen Sie mit dem Ringfinger das linke Nasenloch und atmen Sie durch das rechte Nasenloch 20 x tief und entspannt ein und aus.
- Legen Sie die Hand auf das Knie und nehmen Sie die normale Atmung wahr.

Fühlen Sie für einige Minuten die Entspannung und die angenehme Ruhe Ihres Körpers und Geistes.

Das ist eine Runde.

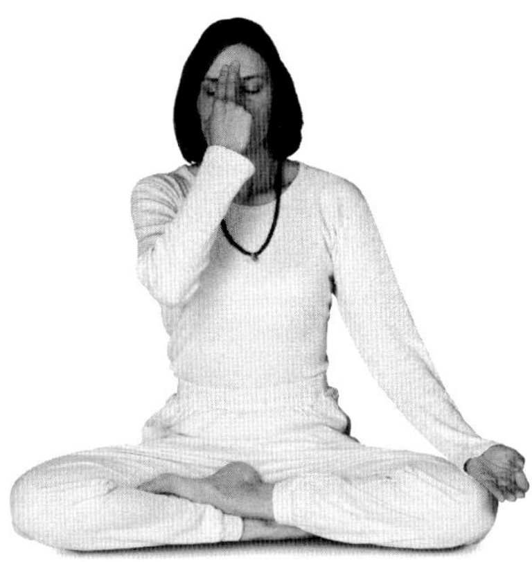

Führen Sie zwei Wochen lang eine Runde durch.
Steigern Sie in den folgenden zwei Wochen die Anzahl der Runden auf zwei. In weiteren zwei Wochen führen Sie drei Runden durch.

Führen Sie anschließend an die Atemübung eine Meditation durch (siehe Seite 125).

NADI SHODHANA STUFE 2

Nachdem Sie sechs Wochen lang die erste Stufe von *Nadi Shodhana* geübt haben, sind Ihr Körper, das Nerven- und das Atmungssystem gut für die 2. Stufe vorbereitet.

Nehmen Sie wieder Ihre gewohnte, bequeme Sitzstellung ein.
Schließen Sie die Augen und konzentrieren Sie sich für einige Minuten auf die Entspannung Ihres ganzen Körpers und die Beruhigung des Geistes.
Lenken Sie dann Ihr Bewusstsein auf die Atmung.
Fühlen Sie den feinen Strom der Ein- und Ausatmung.
Führen Sie die *Yoga-Vollatmung* durch; fühlen Sie dabei die Dehnung von Bauch- und Brustraum während der Einatmung und die Entspannung von Brust- und Bauchraum während der Ausatmung.
Nehmen Sie auch die Atempause bewusst wahr.

Nehmen Sie nun *Pranayama Mudra* ein und führen Sie die Übung *Nadi Shodhana* Stufe 2 durch.
- Verschließen Sie mit dem Daumen das rechte Nasenloch und atmen Sie mit der *Yoga-Vollatmung* durch das linke Nasenloch ein.
- Öffnen Sie das rechte Nasenloch und verschließen Sie mit dem Ringfinger das linke Nasenloch. Atmen Sie durch das rechte Nasenloch entspannt mit der *Yoga-Vollatmung* wieder aus.

Das ist eine Runde.

Führen Sie 20 Runden durch.

Legen Sie die Hand auf das Knie und konzentrieren Sie sich auf den normalen Atem.

Nach einigen Minuten nehmen Sie wieder *Pranayama Mudra* ein. Verschließen Sie mit dem Ringfinger das linke Nasenloch und atmen Sie durch das rechte Nasenloch ein.
Öffnen Sie das linke Nasenloch, verschließen Sie mit dem Daumen das rechte Nasenloch und atmen Sie links lange und entspannt aus.

Führen Sie wieder 20 Runden durch.

Legen Sie die Hand wieder auf das Knie und konzentrieren Sie sich auf den normalen Atem.

Fühlen Sie anschließend die Wirkung von *Pranayama* auf Ihren Körper, Ihre Atmung und Ihren Geist.

Führen Sie die 2. Stufe von *Nadi Shodhana* sechs Wochen lang durch, bevor Sie mit der 3. Stufe fortsetzen.

Führen Sie anschließend an die Atemübung eine Meditation durch (siehe Seite 125).

NADI SHODHANA STUFE 3

Nehmen Sie eine bequeme Sitzhaltung ein. Schließen Sie die Augen und konzentrieren Sie sich einige Minuten lang auf die Entspannung Ihres ganzen Körpers.
Lenken Sie dann Ihr Bewusstsein auf die Atmung.
Fühlen Sie den Ein- und Ausatemstrom.
Fühlen Sie die feine Atemwelle der *Yoga-Vollatmung*.

Nehmen Sie *Pranayama Mudra* ein und führen Sie *Nadi Shodhana* Stufe 3 durch.

- Verschließen Sie mit dem Daumen das rechte Nasenloch und atmen Sie mit der *Yoga-Vollatmung* durch das linke Nasenloch ein.
- Öffnen Sie das rechte Nasenloch, verschließen Sie mit dem Ring-

finger das linke Nasenloch und atmen Sie durch das rechte Nasenloch entspannt mit der *Yoga-Vollatmung* wieder aus.
- Atmen Sie durch das rechte Nasenloch wieder ein.
- Verschließen Sie mit dem Daumen das rechte Nasenloch, öffnen Sie das linke Nasenloch und atmen Sie durch das linke Nasenloch wieder aus.

Das ist eine Runde.

Legen Sie nach 10 Runden die Hand auf das Knie zurück und konzentrieren Sie sich einige Minuten lang auf den normalen Atem.

Nehmen Sie dann wieder *Pranayama Mudra* ein und beginnen Sie die Atemübung mit dem rechten Nasenloch: rechts einatmen – links ausatmen – links einatmen – rechts ausatmen.

Nach 10 Runden legen Sie die Hand wieder auf das Knie und konzentrieren Sie sich einige Minuten auf den normalen Atem und den Rhythmus des Herzschlags.

Üben Sie die 3. Stufe von *Nadi Shodhana* sechs Wochen lang, bevor Sie zu *Ujjayi Pranayama* übergehen.

Führen Sie anschließend an die Atemübung eine Meditation durch (siehe Seite 125).

Wirkung:
Nadi Shodhana kräftigt das Atemsystem und vertieft die Atmung. Es wirkt ausgleichend, stärkend und beruhigend auf das Nerven- und Kreislauf-System und auf die Herztätigkeit.

UJJAYI PRANAYAMA

- Setzen Sie sich in eine bequeme Sitzposition. Legen Sie die Hände auf die Knie. Daumen und Zeigefinger berühren einander. Der Rücken ist gerade.
- Schließen Sie die Augen und entspannen Sie Ihren ganzen Körper.
- Nehmen Sie den Atemvorgang bewusst wahr.
- Ziehen Sie die Stimmbänder zusammen, so dass ein leises Atemgeräusch (wie im Tiefschlaf) entsteht. Entwickeln Sie das Gefühl, durch die Kehle zu atmen. Atmen Sie stets durch die Nase ein und aus.

- Nach 10 Atemzügen lenken Sie Ihre Aufmerksamkeit auf den Atemstrom zwischen Nabel und Kehle.
- *Einatmend* wiederholen Sie im Geiste die Silbe SO und nehmen Sie den Atemstrom vom Nabel bis zur Kehle wahr.
- *Ausatmend* wiederholen Sie im Geiste die Silbe HAM und nehmen Sie den Atemstrom von der Kehle bis zum Nabel wahr. (SO HAM bedeutet „Das bin ich“.)

Führen Sie auf diese Weise 10 Atemzüge durch.

Verweilen Sie anschließend einige Minuten lang mit normaler Atmung.

Wiederholen Sie die Übung noch 2–4 x. Steigern Sie jede Woche die Übungsdauer.

Führen Sie anschließend an die Atemübung eine Meditation durch (siehe Seite 125).

Wirkung:
Die Übung reguliert die Herztätigkeit und den Blutdruck. Sie wirkt entgiftend auf den Körper und unterstützt einen gesunden Stoffwechsel. *Ujjayi Pranayama* wirkt beruhigend auf das Nervensystem und regenerierend auf Körper und Geist.

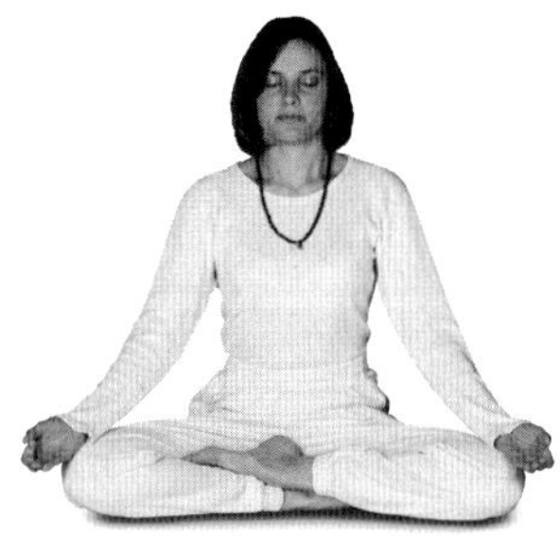

Meditation

Es werden nun vier Übungsanleitungen zur Meditation angeführt, welche bei regelmäßigem Üben die Gesundheit des Herzens erheblich unterstützen können. Die Dauer der Meditation soll zu Beginn etwa 10 Minuten betragen und kann allmählich bis auf 30–60 Minuten gesteigert werden. Sie können die Meditation auch langsam Schritt für Schritt aufbauen, indem Sie sich einige Tage nur auf den Raum und Ihren Körper konzentrieren, nach einigen Tagen die Konzentration auf die Atmung dazu nehmen, usw.

Grundsätzliches zur Durchführung einer Meditation:

- Nehmen Sie sich genügend Zeit für die Meditation.
- Wählen Sie einen Platz, an dem Sie sich wohl fühlen, und eine Zeit, zu der Sie nicht gestört werden.
- Nehmen Sie eine bequeme Sitzhaltung ein, in der es Ihnen möglich ist, während der ganzen Übung bequem, entspannt und bewegungslos zu verbleiben.
- Verwenden Sie dazu eine zusammengelegte Decke oder/und ein Sitzkissen. Wenn Sie nicht auf dem Boden sitzen können, setzen Sie sich auf einen Hocker oder einen Sessel mit gerader Lehne.
- Der Oberkörper ist aufrecht. Kopf, Nacken und Rücken bilden eine gerade Linie.
- Die Hände ruhen in *Chin Mudra* auf den Knien oder Oberschenkeln, wobei Daumen und Zeigefinger einander berühren.
- Schließen Sie die Augen und nehmen Sie die Bewegungslosigkeit Ihres Körpers wahr.
- Entspannen Sie Ihren ganzen Körper und beruhigen Sie Ihre Gedanken.
- Singen Sie 3 x OM und beginnen Sie mit der Meditation.
  OM wird stets zu Beginn und am Ende einer Meditation gesungen. OM ist eine heilige Silbe, deren Klang eine sehr positive und gesunde Wirkung auf Körper und Geist hat.
- Nehmen Sie sich für jeden Schritt der angeführten Meditationen einige Minuten Zeit. Nach einiger Übungszeit können Sie die Dauer der einzelnen Meditationsschritte verlängern.

Meditation 1 [8]

- Nimm den Raum, in dem du dich befindest, ganz bewusst wahr.
- Werde dir deiner selbst im Raum bewusst.
- Sei dir deines Daseins in seiner Ganzheit – körperlich, geistig und seelisch – bewusst.
- Lenke nun deine Aufmerksamkeit auf deinen Körper.
- Spüre den Körper und versuche, alle Bereiche des Körpers gut zu entspannen. Gehe dabei mit deiner Aufmerksamkeit zu jedem Körperteil.
- Fühle die Bewegungslosigkeit des Körpers.
- Nimm deinen Atemvorgang bewusst wahr.
- Fühle die Ausdehnung des Körpers während der Einatmung und die Entspannung des ganzen Körpers während der Ausatmung.
- Lass alle schädlichen Stoffe und auch alle störenden Gedanken und Gefühle mit der Ausatmung aus dem Körper fließen.
- Lass mit jeder Einatmung neue Kraft, Freude und positive Gedanken in den Körper einströmen.
- Beobachte, wie du dich mit jedem Atemzug ruhiger, ausgeglichener und frischer fühlst.
- Lenke nun die Aufmerksamkeit auf die Mitte des Brustraums und nimm den sanften Strom des Atems in diesem Bereich wahr.
- Fühle den ruhigen und gleichmäßigen Schlag deines Herzens und vertiefe dadurch deine Entspannung weiter. [9]
- Senke nun dein Bewusstsein tief in dein Herz hinein und fühle dort Wärme, Glück und Zufriedenheit. *)
- Zur Beendigung der Meditation atme 3 x tief ein und aus.
- Singe 3 x OM.
- Reibe die Handflächen aneinander und lege die Hände über die Augen und über das Gesicht.
- Öffne die Augen und lege die Hände wieder zurück.

---

8 Diese Meditation entspricht der Grundstufe der Self-Inquiry-Meditation von *Yoga im täglichen Leben*. Darauf aufbauende Stufen finden Sie im Buch *Yoga im täglichen Leben – Das System*, Ibera Verlag, Wien. Die Stufen der Self-Inquiry-Meditation können Sie in Meditationskursen von in diesem Übungssystem speziell ausgebildeten Yogalehrern erlernen.

9 Für Menschen mit Herzerkrankungen kann die Konzentration auf das Herz unangenehm sein. In diesem Fall lassen Sie die mit *) bezeichneten Meditationsschritte aus.

Meditation 2

- Nimm den Raum, in dem du dich befindest, bewusst wahr.
- Werde dir deiner selbst im Raum bewusst.
- Sei dir deines Daseins in seiner Ganzheit – körperlich, geistig und seelisch – bewusst.
- Lenke nun die Aufmerksamkeit auf den Körper.
- Spüre den Körper und versuche, alle Bereiche des Körpers gut zu entspannen. Gehe dabei mit deiner Aufmerksamkeit zu jedem Körperteil.
- Nimm deinen Atemvorgang bewusst wahr.
- Fühle den angenehmen, feinen Atemstrom zwischen Nabel und Kehlkopf und zwischen Kehlkopf und Nabel.
- Lenke nach einer Weile die Aufmerksamkeit auf die Mitte des Brustraums.
- Spüre den sanften Strom des Atems in der Mitte der Brust.
- Stelle dir eine wunderschöne Blütenknospe vor – beobachte innerlich ihre Größe, Farbe und Form.
- Bei jedem Atemzug öffnet sich ein Blütenblatt, bis sich die ganze Blüte zu ihrer vollen Pracht und mit ihrem herrlichen Duft entfaltet hat.
- Stelle dir vor, wie du die Blüte ganz sanft in deine Hände nimmst und jener Person überreichst, der du gerne etwas geben möchtest. Oder lege die Blüte an einen Ort, wo du sie gerne hingeben willst.
- Du verspürst dabei in deinem Herzen große Freude, Wärme und Liebe.
- Zur Beendigung der Meditation atme 3 x tief ein und aus.
- Singe 3 x OM.
- Reibe die Handflächen aneinander und lege die Hände über die Augen und über das Gesicht.
- Öffne die Augen und lege die Hände wieder zurück.

Meditation 3

- Nimm den Raum, in dem du dich befindest, ganz bewusst wahr.
- Werde dir deiner selbst im Raum bewusst.
- Sei dir deines Daseins in seiner Ganzheit – körperlich, geistig und seelisch – bewusst.
- Lenke nun die Aufmerksamkeit auf deinen Körper.
- Spüre den Körper und versuche, alle Bereiche des Körpers gut zu entspannen. Gehe dabei mit deiner Aufmerksamkeit zu jedem Körperteil.
- Nimm deinen Atemvorgang bewusst wahr. Fühle deine Ein- und Ausatmung.
- Richte deine Aufmerksamkeit auf den Innenraum deines Brustkorbs. Nimm dort die Atembewegung wahr.
- Visualisiere nun ein ganz kleines, wunderschön glänzendes Licht im Innenraum der Brust.
- Mit jedem Atemzug breitet sich das Licht weiter aus.
- Der ganze Brustraum wird von dem angenehm warmen, strahlenden Licht beleuchtet.
- Das Licht, das von deinem Herzen ausgeht, ist so fein und gleichzeitig so stark, dass es schließlich den ganzen Körper erhellt und seinen Glanz auch nach außen ausstrahlt.
- Fühle deinen Körper angenehm, entspannt und erfüllt von Licht.
- Fühle, wie deine Atmung ganz gelöst und ruhig fließt.
- Nimm dein Herz als Quelle des Lichts wahr. [9]*)
- Wenn du möchtest, sprich nun in Gedanken ein persönliches Gebet – dein Herzensgebet.
- Zur Beendigung der Meditation atme 3 x tief ein und aus.
- Singe 3 x OM.
- Reibe die Handflächen aneinander und lege die Hände über die Augen und über das Gesicht.
- Öffne die Augen und lege die Hände wieder zurück.

9 Für Menschen mit Herzerkrankungen kann die Konzentration auf das Herz unangenehm sein. In diesem Fall lassen Sie die mit *) bezeichneten Meditationsschritte aus.

Meditation 4

- Nimm den Raum, in dem du dich befindest, ganz bewusst wahr.
- Werde dir deiner selbst in dem Raum bewusst.
- Sei dir deines Daseins in seiner Ganzheit – körperlich, geistig und seelisch – bewusst.
- Lenke nun die Aufmerksamkeit auf deinen Körper.
- Spüre den Körper und versuche, alle Bereiche des Körpers gut zu entspannen. Gehe dabei mit deiner Aufmerksamkeit zu jedem Körperteil.
- Nimm bewusst den Atemvorgang wahr. Fühle deine Ein- und Ausatmung.
- Fühle den feinen Atemstrom zwischen Nabel und Kehlkopf und zwischen Kehlkopf und Nabel.
- Atme nun ein mit dem Bewusstsein SO, und atme aus mit dem Bewusstsein HAM. SO HAM – Das bin ich. Lass keine anderen Gedanken dazwischen kommen. Für dich ist in diesem Moment nichts anderes wichtig als das Gewahrsein der Atmung und das Mantra SO HAM. Lausche auf den feinen Klang von SO bei der Einatmung und von HAM bei der Ausatmung.
- Anschließend lenke deine Aufmerksamkeit zur Mitte der Brust.
- Tauche tief in das Herz hinein und entspanne dich vollkommen. *)
- Genieße das Gefühl der Entspannung.
- Zur Beendigung der Meditation atme 3 x tief ein und aus.
- Singe 3 x OM.
- Reibe die Handflächen aneinander und lege die Hände über die Augen und über das Gesicht.
- Öffne die Augen und lege die Hände wieder zurück.

Meditation 5

- Entspanne deinen ganzen Körper. Nimm dir genügend Zeit dafür.
- Fühle die Bewegungslosigkeit deines Körpers.
- Nimm bewusst den Atemvorgang wahr. Fühle deine Ein- und Ausatmung.
- Fühle den feinen Atemstrom zwischen Nabel und Kehlkopf und zwischen Kehlkopf und Nabel.
- Lenke nun deine Aufmerksamkeit in die Mitte deines Brustraums.
- Visualisiere dort die wunderschöne Knospe einer zwölfblättrigen Blüte. Es ist die Blüte des *Anahata Chakras* – des Herzzentrums. Die Blütenblätter symbolisieren die zwölf Eigenschaften des Herzens, die du nun der Reihe nach öffnen und genauer betrachten möchtest.
- Als erstes öffnest du das Blatt der FREUDE. Wie fühlst du Freude? Vergegenwärtige dir eine Situation in der du Freude gefühlt hast, und erlebe dieses Gefühl nun ganz bewusst.
- Dann öffnest du das Blatt des FRIEDENS. Wann in deinem Leben hast du wahren Frieden im Herzen empfunden? Wie spürst du Frieden? Ist es für dich schwierig, dieses Gefühl zu entwickeln? Erlebe nun das Gefühl von Frieden in deinem Herzen ganz bewusst.
- Nach und nach öffnest du auch die anderen Blütenblätter: das Blatt der LIEBE, der HARMONIE, der GLÜCKSELIGKEIT, der KLARHEIT, der REINHEIT, des MITGEFÜHLS, des VERSTÄNDNISSES, des VERZEIHENS, der GEDULD und der GÜTE.
- Du kannst auch nur einige der Blütenblätter öffnen, denn du wirst merken, dass sich manche Gefühle sehr leicht, manche aber auch sehr schwierig in dir entwickeln lassen. Wichtig ist, dass du dir ausreichend Zeit nimmst, damit du diese Gefühle wirklich wahrnehmen und erleben kannst. Dadurch kannst du dich besser kennenlernen und die guten Eigenschaften deines Herzens in dir wach rufen.
- Lass dir genügend Zeit und atme vor dem Öffnen eines neuen Blütenblattes einige Male tief ein und aus, um dich wieder körperlich und geistig ganz zu entspannen.
- Abschließend empfinde die schönen Gefühle der geöffneten Blütenblätter für eine Weile in dir nach.
- Atme dann 3 x tief ein und aus.
- Singe 3 x OM.
- Reibe die Handflächen aneinander und lege die Hände über die Augen und über das Gesicht.
- Öffne die Augen und lege die Hände wieder zurück.

Yoga Nidra („Schlaf des Yogi")

Yoga Nidra ist eine Tiefenentspannungstechnik. Ihre regelmäßige Durchführung ist sehr empfehlenswert, wenn Sie die Gesundheit Ihres Herzens unterstützen möchten. *Yoga Nidra* übt nicht nur auf den Körper, sondern auch auf unsere Gedanken und auf das Bewusstsein einen positiven Einfluss aus.

Folgende Wirkungen von *Yoga Nidra* sind für ein gesundes Herz besonders förderlich:
- Führt zur körperlichen und geistigen Entspannung.
- Verhilft zu Ausgeglichenheit und fördert dadurch die allgemeine Leistungsfähigkeit.
- Aktiviert das *parasympathische* Nervensystem, das einen beruhigenden Einfluss auf die Herztätigkeit hat.
- Stärkt die Willenskraft und das Selbstbewusstsein.
- Hilft gegen Ängste und Depressionen.
- Fördert die Kreativität und die Entwicklung einer positiven Lebenseinstellung.
- Entwickelt die *Sankalpa Shakti*, die Kraft der Verwirklichung von Vorsätzen und Wünschen.

Zu Beginn und am Ende von *Yoga Nidra* kann ein *Sankalpa* (Wunsch, Vorsatz) gemacht werden. Sie formulieren einen Vorsatz oder Wunsch in einem kurzen, klaren Satz und wiederholen diesen Satz gedanklich 3 x hintereinander im selben Wortlaut. Stellen Sie sich dabei die Situation vor, in der sich Ihr *Sankalpa* bereits erfüllt hat. Legen Sie Ihre ganze positive Gedankenkraft und Ihre Gefühle in diesen Wunsch und seien Sie überzeugt, dass er sich erfüllen wird. Gehen Sie aber bitte vorsichtig mit Ihren Wünschen um. Prüfen Sie stets nach, ob Ihr Wunsch tatsächlich eine positive Veränderung in Ihrem Leben bringen wird. Um die Gesundheit Ihres Herzens zu unterstützen, können zum Beispiel folgende Vorsätze hilfreich sein:
„Ohne Rauchen fühle ich mich gesund und wohl." – „Ich bin in jeder Situation ruhig und gelassen." – „Ich widme täglich eine bestimmte Zeit meinen Übungen."

Praktische Durchführung:

■ **Grundstellung:** Suche dir einen Platz, an dem du dich wohl fühlst. Nimm eine bequeme Rückenlage ein. Bei Bedarf kannst du ein Kissen unter den Kopf legen und auch die Knie mit einer zusammengerollten Decke oder einem Kissen unterstützen. Decke dich zu, damit dir während der Entspannung nicht kalt wird. Lege die Arme neben den Körper, die Handflächen sind nach oben gerichtet. Lass die Beine ganz locker auseinander fallen. Schließe die Augen und entspanne dich.

– Sankalpa

Wenn du einen Wunsch hast oder einen Vorsatz fassen möchtest, dann formuliere diesen nun und wiederhole dein *Sankalpa* im Geist 3 x hintereinander.

– Körperliche Entspannung

Fühle bewusst deinen ganzen Körper, von den Füßen bis zum Kopf. Entspanne den ganzen Körper, indem du dein Bewusstsein zu jedem einzelnen Körperteil lenkst.
Entspanne die rechte Hand und jeden einzelnen Finger.
Entspanne den ganzen rechten Arm.
Entspanne die linke Hand und den linken Arm.
Entspanne den Nacken, den Hals und den gesamten Kopfbereich.
Entspanne das Gesicht: die Stirn, die Augen und Augenlider, die Wangen, die Nase, den Mund und den Unterkiefer.
Entspanne den ganzen Rücken und das Becken.
Entspanne das rechte Bein und den rechten Fuß.
Entspanne das linke Bein und den linken Fuß.
Entspanne den Bauch, den Brustkorb und die Rippen.
Entspanne das Herz.

– Bewusstwerden der Atmung

Lenke die Aufmerksamkeit auf den feinen Atemstrom zwischen Nabel und Kehlkopf.
Nimm einige Minuten lang die Einatmung, die Ausatmung und die Atempause wahr.

- Bewusstwerden von Körper und Atmung

Nimm die Dehnung von Bauch- und Brustraum während der Einatmung wahr und fühle die Entspannung von Brust- und Bauchraum während der Ausatmung. Spüre einige Minuten lang die feine Welle des kommenden und gehenden Atems. Nimm auch die entspannende Ruhe von Körper und Atmung während der Atempause wahr.

– Imagination

Vergegenwärtige dir nun eine Situation, in der du dich sehr wohl fühlst, oder imaginiere einen Gegenstand, der dich gedanklich und emotionell erfreut und entspannt. Es kann eine Blume oder ein Sternenhimmel, ein Sonnenaufgang oder die Abenddämmerung sein. Du kannst einen Waldspaziergang unternehmen, dich auf den Meeresstrand begeben oder einen geliebten Menschen treffen. Versetze dich ganz in dein Bild oder in deine gewählte Situation hinein. Erlebe diese Imagination mit all deinen Sinnen. Lasse diese einige Minuten lang zu deiner Wirklichkeit werden.

– Wahrnehmen der Atmung

Werde dir langsam wieder deiner Atmung bewusst. Fühle den Atemstrom. Nimm die Ein- und Ausatmung und die Atempause wahr.

– Wahrnehmen des Körpers

Lenke deine Aufmerksamkeit wieder auf den Körper. Spüre bewusst deinen ganzen Körper.

– Sankalpa

Abschließend vergegenwärtige dir wieder deinen *Sankalpa*. Wiederhole deinen Wunsch oder Vorsatz wieder 3 x im selben Wortlaut und mit der gleichen Vorstellungskraft wie zu Beginn von *Yoga Nidra*. Sei dir der Verwirklichung deines *Sankalpa* gewiss.

– Beenden der Entspannungstechnik

Führe drei tiefe Atemzüge durch. Bewege langsam wieder deinen Körper. Strecke und dehne ihn und führe einige einfache Bewegungen durch, die dir helfen, wieder aktiv zu werden. Reibe deine Handflächen aneinander, bis sie sich ganz warm anfühlen. Lege die Hände auf dein Gesicht. Öffne behutsam die Augen und nimm die Hände wieder weg. Setze dich langsam auf.

Führe *Yoga Nidra* möglichst täglich, zumindest aber 2 x pro Woche für die Dauer von zirka einer halben Stunde durch.

Literaturverzeichnis

Benninghoff/Goertler, Lehrbuch der Anatomie des Menschen, Band 2, Verlag Urban & Schwarzenberg, 1975

Greten H. und Schettler G., Innere Medizin, Thieme Verlag, 2001

Hüter-Becker A. et al., Physiotherapie, Band 10, Thieme Verlag, 1997

Paramhans Swami Maheshwarananda, *Yoga im täglichen Leben – Das System*, Ibera Verlag, 2000

Paramhans Swami Maheshwarananda, *Die erborgenen Kräfte im Menschen*, Ibera Verlag, 2001

KONTAKTADRESSEN

»Yoga im täglichen Leben«® – Zentren

http://www.yoga-in-daily-life.org

EUROPA

Österreich

International Sri Deep Madhavananda Ashram
Yoga im täglichen Leben – Wien
Schikanedergasse 12/13, A-1040 Wien
Enenkelstr. 22, A-1160 Wien
Tel: +43-1-586 74 45
Fax: +43-1-587 35 89
e-mail: vienna@yoga-in-daily-life.org

Yoga im täglichen Leben – Salzburg
Stauffenstr. 17, A-5020 Salzburg
Tel. & Fax: +43-662-87 93 93
e-mail: salzburg@yoga-in-daily-life.org

Yoga im täglichen Leben – Klagenfurt
Renngasse 7, A-9020 Klagenfurt
Tel. & Fax: +43-463-59 70 70
e-mail: ashram1_klagenfurt@everyday.com

Yoga im täglichen Leben – Villach
Hauptplatz 14, A-9500 Villach
Tel. & Fax: +43-4242-25 70 70
e-mail: yoga-zentrum.villach@tele2.at

Deutschland

Yoga im täglichen Leben – Hamburg
Mühlendamm 78-80, D-22087 Hamburg
Tel & Fax: +49-40-511 90 74
e-mail: hamburg@yoga-in-daily-life.org

Schweiz

Yoga im täglichen Leben – Zürich
Untermoosstr. 30, CH-8074 Zürich
Tel: +41-1-911 47 37
Fax: +41-1-435 26 23
e-mail: monika.jungwirth@gud.stzh.ch

Weitere europäische Länder:

Großbritanien

Yoga in Daily Life Association UK
138b Victoria Rd., Queens Park, London NW6 6QB
Tel: +44-0-7903124 176, +44-0-7957 533 902
e-mail: london@yoga-in-daily-life.org

Joga u svakodnevnom životu
Patriotske Lige 28, 71000 Sarajevo
Tel & Fax: +387 -33 -20 17 22, +387-61-188 424
e-mail: yogamurti@lsinter.net

Joga u svakodnevnom životu
Laze Kostiæa 2, YU-21000 Novi Sad
Tel & Fax: +381-21- 420 061
e-mail:yidl.yu@infosky.net
http://www.yoga-in-daily-life.org.yu

Joga u svakodnevnom životu
Raèkoga 11, HR-10000 Zagreb
Tel: +385-1-485 26 24
Fax: +385-1-485 61 25
e-mail: zagreb@yoga-in-daily-life.org
http://www.yoga-in-daily-life.hr

Joga v dennom živote
Devínska 25, SK-036 08 Martin
Tel: +421-842-428 40 47
Fax: +421-842-428 15 15
e-mail: slovakia@yoga.sk
http://www.yoga.sk

Joga v vsakdanjem življenju
p.p. 2832, SLO-1001 Ljubljana
Tel: +386-01-505 85 51
Fax: +386-01-514 11 29
e-mail: yoga.in.daily.life.ljubljana@siol.net
http://www.yoga-in-daily-life.org > link: Slovenia

Yoga en la vida cotidiana – Spanien
Calle Llull 48-52, Atico 1a, ES-08005 Barcelona
Tel: +34-93-356 81 81
e-mail: ashramyogabarcelona@gmx.net

Jóga v denním živote
Living Light Mahaprabhudeep Satsang Foundation
Zámecká 202, CR-768 04 Střílky
Tel : +420-573-375 113
Fax: +420-573-375 129
e-mail: ashram@yoga.cz
http://www.yoga.cz

Jóga a Mindennapi Életben – Ungarn
Józsefvárosi Sport Club, Baross u. 121, HU-1089 Budapest
Tel: +36-1-334 08 18
Fax: +36-1-303 83 42
e-mail: budapest@yoga-in-daily-life.org
http://www.joga.org

INDIEN

OM Vishwa Deep Gurukul Swami Maheshwarananda Ashram
Education & Research Center
Jadan, Dist. Pali, Rajasthan
Tel: +91-2935-2740 35, 740 71
Fax: +91-2935-2740 08
e-mail: omdeep@datainfosys.net

Sri Devpuriji Ashram – Yoga In Daily Life School
Ridge Castles, Dada Bari Road at Mehroli
New Delhi
Tel: +91-11-2664 17 70
e-mail: delhi@yoga-in-daily-life.org

Sri Deep Ashram
Shyam Nagar, Sodala, Jaipur, Rajasthan
Tel & Fax: +91-141-2293 856
e-mail: jaipur@yoga-in-daily-life.org

Sri Devpuriji Sanatan Dharma
Hindu Sannyas Ashram
Vill. Kailash, Dist. Sikar, Rajasthan
Tel.: +91-1576-235 219

AUSTRALIEN / NEUSEELAND

Yoga in Daily Life, National Centre – Sydney
Paramhans Swami Maheshwarananda Ashram
102 Booth Street, Annandale NSW 2038, Sydney
Tel: +61-2-9518 7788
Fax: +61-2-9518 7799
e-mail: yidl@yoga.org.au
http://www.yogaindailylife.org.au

Yoga in Daily Life, National Centre – Wellington
Level 1, 21-23 Jessie Street
P.O. Box 11-628 Wellington
Phone: (04) 801 7012 Fax: (04) 801 7023
E-mail: wellington@yogaindailylife.org.nz

USA / KANADA

Yoga in Daily Life® – Washington
2402 Mt. Vernon Ave., Alexandria, VA 22301
Tel: +1-703-299 89 46
Fax:+1-703-299 90 51
e-mail: alexandria@yoga-in-daily-life-usa.com
http://www.yoga-in-daily-life-usa.com

Yoga in Daily Life – Vancouver
1038 Ewen Ave., V3M 5E1 New Westminster B.C.
Tel: +1-604-524 29 42
Fax: +1-604-524 13 95
e-mail: centre@vanyoga.com <mailto:centre@vanyoga.com>

Andere Bücher von Paramhans Swâmî Maheshwarânanda

Yoga im täglichen Leben – Das System

Grundlagenwerk 448 Seiten mit ca. 700 farbigen Abbildungen

ISBN 3-85052-09-9 Ibera Verlag

Diese auf der originalen Yogatradition basierende, stufenweise aufbauende Übungsmethode ist speziell für das Verständnis unserer Zeit aufbereitet und bietet Menschen jeden Alters einen Zugang zu dem uralten und unvergänglichen Weisheitsschatz des Yoga. »Yoga im täglichen Leben« umfaßt alle Zweige des klassischen Yoga: Âsanas (Körperübungen), Prânâyâma (Atemregulation), Entspannung, Konzentration, Meditation, sowie die Yogawege des Hatha Yoga, Karma Yoga, Bhakti Yoga, Râja Yoga, Gyâna Yoga und Kriyâ Yoga.

Paramhans Swami Madhavananda
LILA–AMRIT – das göttliche Leben von Sri Mahaprabhuji

ISBN 3-85952-104-4 Ibera Verlag

Biographie von Bhagwan Srî Dîp Nârâyan Mahâprabhujî (1828-1963). Die Geschichte seines von wunderbaren Ereignissen erfüllten Daseins wird von seinem spirituellen Nachfolger aus eigenen Erlebnissen sowie Zeugnissen von Zeitgenossen für den Leser zu einem lebensnahen und inspirierenden Porträt zusammengefügt.

Die verborgenen Kräfte im Menschen – Chakras und Kundalini

Grundlagenwerk 272 Seiten ausführliche Beschreibung der Chakras

ISBN 3-85052-130-3 Ibera Verlag

Eine Besonderheit des vorliegenden Chakra-Buches ist, daß es auch das nur wenigen bekannte Bindu Chakra beschreibt, eines der geheimnisvollsten und außergewöhnlichsten Energiezentren im Menschen. Gerade heutzutage träumen die Menschen vom »Quell der ewigen Jugend«. Dieser Born der Jugend, Vitalität und Gesundheit befindet sich im Bindu Chakra und kann durch spezielle Übungen zum Fließen gebracht werden.

Bluthochdruck – Hilfe durch „Yoga im täglichen Leben"

ISBN 3-85052-156-7 Ibera Verlag

Unter beratender Mitarbeit von Ärzten und Physiotherapeuten wurden spezielle Übungen aus dem Übungssystem „Yoga im täglichen Leben" zusammengestellt – eine ideale für jedermann wirksame Methode zur Regulierung des Blutdrucks. Die Yogaübungen setzen sich aus Entspannungs-, Atem-, Körperübungen und Meditation zusammen.

Yoga gegen Rückenschmerzen
ISBN 3-85175-709-2 Verlag Wilhelm Maudrich
Unter beratender Mitarbeit von Ärzten und Physiotherapeuten ausgearbeitete wirksame und schnelle Hilfe, um Rückenschmerzen zu beseitigen und zu lindern bzw. Wirbelsäulenschäden rechtzeitig vorzubeugen.

Yoga für Gelenke
ISBN 3-43103-555-8
Übungen zur Erhaltung der Beweglichkeit und Vorbeugung von Gelenksschmerzen sowie leichte, von jedermann ausführbare Yogatechniken mit spezieller Anleitungen zur Rehabilitation und Unterstützung der Therapie bei rheumatischen Beschwerden.

Yoga mit Kindern
ISBN 3-88034-492-2
Umfassende Anleitungen für Yoga-Übungen mit Kindern aller Altersstufen für Eltern, Lehrer/innen und Kindergärtner/innen. Mit speziellen Übungsempfehlungen für Schulkinder zur Vermeidung und Korrektur von Wirbelsäulenverkrümmungen und zur Kräftigung der Muskulatur.

Ausgewählte Perlen (Eigenverlag)
Vorträge von Swamiji zu verschiedenen grundlegenden Yoga-Themen wie Karma, Bhakti, Mantra, Satsang, Kundalinî, Gebet, Meditation und Yoga-Nidrâ.

Ein Sommer mit Swamiji (Eigenverlag)
Sammlung von Vorträgen Swamijis in den Yoga-Sommerseminaren des Jahres 1992 in Tschechien, Ungarn und Österreich. Ein tiefer Einblick in die Lehre und das Verständnis des Yoga für den spirituell Suchenden.

Meetings With A Yogi
ISBN 81-7081-795-8, D. K. Publishers Ltd., New Delhi
Englische Ausgabe der Vorträge Swamijis in Jugoslawien und anderen Ländern Europas aus den Jahren 1982-1986.

Human Mystery – Chakra-Kalender
ISBN 3-85052-153-2 (Format 30 x 42 cm), Ibera Verlag
ISBN 3-85052-154-0 (42 x 59 cm), Ibera Verlag
13 Farbblätter, ohne Wochentage und Jahresangabe